中文翻译版

移 动 医 疗
——医疗实践的变革和机遇
mHealth：Global Opportunities and Challenges

原　著　Colin Konschak

　　　　Dave Levin

　　　　William H. Morris

主　译　时占祥　马长生

译　者　郑　红　李凯平　王　玫

科 学 出 版 社

北 京

图字：01-2014-5989

内 容 简 介

本书以翔实的案例和作者切身的经验，从不同角度展示了移动医疗对现阶段医疗服务模式的影响、对医疗体制改革的意义、对投资移动医疗项目的前景预测等。涵括了移动医疗的主要方面，包括移动便携式设备，诸如智能化手机、平板电脑、笔记本电脑、自动查询机、互动式机器人、医疗服务车等；供患者、医生、医院和其他参与者应用的移动应用技术；用于监控患者体内植入物或植入装置的智能化传感器；几乎在任何地方都能提供实时访问临床与商务数据的无线网络；可以不受地域限制提供医疗服务的远程医疗和保健项目；用于成熟的商业资讯、模拟实验和"大数据"收集和分析等项目；医疗保健技术公司和服务供应商所面临的崭新商业机遇。

本书可供医疗机构、医疗服务支付方、其他医疗和保健行业的同行们，以及广大医务工作者和健康追求者们参考阅读，旨在帮助他们制订未来医疗和健康保健发展计划。

图书在版编目（CIP）数据

移动医疗：医疗实践的变革和机遇 ／（美）科林（Colin, K. ）等著；时占祥等译 . —北京：科学出版社，2014. 11

书名原文：mHealth：global opportunities and challenges

ISBN 978-7-03-042346-7

Ⅰ. 移… Ⅱ.①科… ②时… Ⅲ. 移动通信-应用-医疗保健事业-研究 Ⅳ. R19-39

中国版本图书馆 CIP 数据核字（2014）第 250867 号

责任编辑：杨小玲／责任校对：鲁　素
责任印制：赵　博／封面设计：陈　敬

科 学 出 版 社 出版
北京东黄城根北街 16 号
邮政编码：100717
http：//www. sciencep. com

三河市骏杰印刷有限公司 印刷
科学出版社发行　各地新华书店经销

*

2014 年 11 月第 一 版　　开本：B5（720×1000）
2016 年 1 月第二次印刷　　印张：12
字数：208 000

定价：68. 00 元
（如有印装质量问题，我社负责调换）

关 于 作 者

Colin Konschak，MBA，FACHE，FHIMSS
Divurgent 管理咨询公司合伙人兼总裁。公司位于维吉尼亚州的维吉尼亚海滨。

Dave Levin，MD
克利夫兰医学中心首席医学信息官。从事医疗运营、医学信息化建设、医疗转型战略策划等，拥有 25 年的丰富经验。

William H. Morris，MD
克利夫兰医学中心副首席医疗信息官兼克利夫兰医学院医师。

致　　谢

首先，感谢本书共同作者 William H. Morris、Colin Konschak 以及我们的"影子"作者 Debra Gordon。当我们四位决定合写这本书时，我们不能确定这么做是太伟大、还是太疯狂了。今天回顾，也许兼而有之吧。坦诚地说，与这些充满创造力、做事专注的伙伴们合作是非常愉快，也是很荣幸的。

感谢我的太太、同为医学博士的 Beth Levin。她既是我生活中的贤内助，也是我事业上的好搭档。没有她的支持与建议，我不可能取得今天的成就，此书也许就只能是个梦想。感谢你跟随我沿着特里蒙特山一路走来，直到走进我们共同的生活。

最后，感谢我的导师和同事们，尤其是克利夫兰医学中心的那些伙伴们，他们对于撰写此书给予了慷慨的帮助。多年以来，你们给予了我无数次的帮助，你们已经成为我事业中重要的一部分。目前，医学信息学仍处于起步阶段，许多方面还是一个未知的王国。感谢你们，你们的知识和智慧照亮了我前行的路。

——Dave Levin, MD

首先，感谢我亲爱的妻子 Keira 和我的孩子们：Holden, Haley 和 Lexi。感谢你们支持我，指引我，给我灵感，让我开心。

在此，我深深地感谢克利夫兰医学中心为我提供的宝贵机会，让我有机会与一群鼓舞人心的天使们一起工作共事，与他们一起为患者提供最好的服务，这是我的福气。

感谢临床医学信息中心的同事们，你们一直在不懈地努力，致力于开发能为患者提供最好服务的医学信息工具。我尤其要感谢 Brent Hicks、Beth Meese、Mat Coolidge、Dale Pickle 以及 CSC 和 CSO 团队的其他伙伴们。向你们表示深深的敬意。

最后，我由衷地感谢我的共同作者 Colin、Dave 和 Debra。第二轮再次合作时别忘了我。

——William H. Morris, MD

　　我要感谢为此书做出贡献的所有同事和所有机构。没有他们的参与，这个项目可能永远启动不起来。感谢我所在的公司 Divurgent，为我提供了慷慨的资助，使得我们的思想得以发芽、成长，直到开花结果。

　　感谢我们的通讯作者 Debra Gordon，她把我们诸多的想法和文字变成了了不起的书稿。感谢 Keri Desalvo 为此书提供了平面设计，包括封面设计。

　　感谢 Nyyar 博士为本书作序，并将我们引荐给众多的业内专家，当然在这里也要感谢这些专家们，他们的想法、语录、研究成果等，在本书中随处可见。更要感谢 Joe Bohn，他为本书最后定稿直到出版付出了大量的劳动。最后，感谢 Convurgent 出版社为本书的面世所做的一切。

——Colin Konschak, MBA, FACHE, FHIMSS

译　者　序

今夏，我们有幸邀请到美国克利夫兰医学中心的首席医疗信息官 Dave Levin 博士参加中美临床与转化医学国际论坛。Dave 在论坛上做了一个主题演讲，题目是《移动医疗——变革医疗实践的挑战和机遇》。之后，他将这本《移动医疗》赠送给了我。书中所论述的移动医疗是指应用先进的网络科技和成熟的移动产品来解决人类与生俱来的生老病死问题。具体而言，就是探讨了移动医疗是如何变革传统的"以医院和医生为中心"的医疗模式成为"以患者和社会群体为中心"的医疗-健康一体化模式。

一本好书能够帮助读者理解一种深奥的理论，揭示潜在的规律，还能传授读者一套实用的方法或先进技术。《移动医疗》具备上述特质。书中对移动医疗的阐述和翔实案例吸引了我的注意力。坦率地讲，虽然我们把生物医学信息和大数据列为今年临床与转化医学国际论坛主题之一，但并没有好好地梳理什么是移动医疗。仅仅认为移动医疗是移动通讯和网络技术向医疗与保健服务领域的拓展而已。譬如，利用智能手机、平板电脑和网络平台等解决疾病诊疗和医院服务中的问题等。事实上，医院的医护人员早已悄然地应用移动通讯工具和网络平台来处理每天的工作了，甚至普通百姓也在使用网上挂号、在线专家咨询和体验健康管理了。既然如此，我们的确需要重新理解移动医疗，理解移动通讯工具和网络技术在医疗实践的应用，以及移动医疗未来的发展趋向。

遗憾的是，目前关于移动医疗的参考书以及各类媒体热议的相关内容仍然是务虚多于务实的。这本《移动医疗》从其翔实的案例和作者切身的经验，为我们从不同角度展示了移动医疗，包括医疗实践、患者需求、政府监管，以及商业化运作等，以及移动医疗对现阶段医疗服务模式的影响、对医疗体制改革的意义，对投资移动医疗项目的前景预测等。所以，这是一本"有骨头有肉"的参考书。

移动医疗的定义和应用领域

在本书中，作者并没有先入为主地给出移动医疗的定义是什么，而是将目前权威和公认的见解罗列出来，并以此为基础阐明述自己的观点和诠释定义，同时也让读者自己去思考究竟什么是移动医疗。作者以实际案例为依据，将移动医疗的应用概括为三个领域，即疾病康复、远程医疗监控和远程健康，归纳出了移动医疗的实用性、可用性和"依赖性"。前两者不难理解，而移动医疗的"依赖性"则体现在医务工作者每天已经在使用移动和网络工具查阅大量参考信息和病例报告，开展对患者的随访和治疗状况的交流等。这种实践因为明显优于传统模式而被医院和医务人员所接受。同样，患者和健康人群也开始"依赖"移动通讯工具和网络服务平台。相对于传统医疗服务模式而言，移动医疗更容易关注个人疾病进展和社会群体的健康活动。因此，作者认为移动医疗模式独特的"依赖性"是推动该领域迅猛发展的核心动力之一。

移动医疗的可信度与监管

在阐述移动医疗改变对疾病和健康监测管理时，除了使用者对移动通讯、远程视频技术和网络平台的"依赖性"之外，作者也指出了移动医疗模式的可信度问题。传统看病就医习惯于患者与医护人员面对面的交流和咨询，其可信度显而易见。因此，作者认为建立移动医疗的可信度不完全是技术问题，更多的是这个新生领域尚未获得整个医学界和社会的认可，就像俗语所言，人们习惯于"耳听为虚，眼见为实"的生活了。

在解析政府监管机构制订有关移动医疗的监管法规和指导原则的摇摆不定时，作者也给出了具体分析。监管机构所纠结的核心问题是移动医疗到底是属于医疗服务模式的补充，还是颠覆性创新模式，对患者疾病诊疗和健康咨询的潜在风险在哪里？作者通过实际案例，与读者分享了发生在身边的事实，同时也为读者贡献了一些关于移动医疗实践的金点子。

移动医疗应需而生且日臻完善

随着现代科技成果的成熟与应用，特别是移动通讯产品和技术、远程及网络交流平台等基础设施的完善，实现移动医疗服务功能所需要的硬件设施和技术业已具备，与此同时，各国政府都面临着巨大且不断增长的医疗费用支出压力；医疗服务资源（医护人员等）短缺；人口及健康结构的改变等，试图通过医疗体制改革和医疗模式更新而完成这一艰巨使命。作者在书中归纳出了移动医疗是应需而生且日臻完善，但也存在着致命的软肋：缺乏循证科学依据。暂且不谈那些被商业化炒作的可穿戴式移动健康产品，就常规医疗实践而言，引入移动医疗模式，特别是涉及远程诊疗咨询和处理疾病等生命攸关的重要环节，如何更好地发挥移动医疗优势有待进一步探索和完善。作者展示了在不同国家（欧美发达国家与非洲等医疗资源和经济欠发达国家）的实际案例和观察体会。总之，移动医疗应需而生，特别是远程疾病监控和保健健康领域等，但在不同国家和地区仍有着明显的应用差异。

移动医疗成功案例与医疗改革的深蓝

在探讨移动医疗实施其远程医疗与健康监控的案例中，作者给出了医院成功案例，即美国克利夫兰医学中心及其沙特王国阿步扎比的克利夫兰国际医疗中心，以及迈阿密儿童医院。这些医疗机构之所以成功地运用了移动医疗是依靠其领导者的决策和前瞻视野，这也是他们在探讨如何提高医疗服务质量过程中有意义的尝试。目前医疗服务与医疗保险支付体制大多是按量收费模式，而移动医疗将引入按质收费模式，改变了以"医院和医生为中心"的诊疗实践，而成为了"以患者和社区群体为中心"的医疗-健康一体化模式。看到那些成功案例，我们激动不已。且慢，那不过是冰山一角，还有深蓝和更深不可测的内容，移动医疗领域在等待着读者们的共同探讨。

各国的医疗改革都是一项长期而渐进的过程，也许只有起点而无终点吧。在提出医疗体制改革初期，其目标、方法和模式应当随着时代和科技的发展而不断被完善和升级，也就是说，以完善医疗服务体制为最终目标的医改实践永远都在路上。无论移动医疗模式是颠覆抑或是现代科技应用的融合与拓展，都应当纳入到医疗改革的深蓝领域而不断完善。这也作者的观点。

移动医疗能否改变一切，是机遇亦是挑战

当本书归纳到最后一章，"移动医疗能够改变一切，果真如此吗？一定要如此吗？"我的感觉就像有人提出探讨是否能够改变地球南北极磁场而转向东西极磁场一样，世界要么行将毁灭，要么重新建立新的秩序。随着移动医疗的应需而生，随着人们越来越认识到它是有限的医疗资源与无限的现代科技能力的最佳应用组合，人们必将会突破思想中的纠结和固守观念，而大胆地把握住机遇。客观上，移动医疗会改变了传统的医疗与健康管理模式，但是，人们会像习惯自助餐那样，逐渐喜欢并把握自助式医疗与健康服务，这就是移动医疗的突出特点。从实现自我选择诊疗方案，到共同交流和关注健康问题已经不存在什么技术障碍和信息缺陷了，然而当人们开始采用一种崭新的人与人交流模式，且涉及专业技能和知识（医务人员所掌握的）与普通人（也许也掌握相关的医疗和健康信息）进行交流，尽管内容依然相同，但不同的交流方式是否会出现信息失真和信誉失实？这也是挑战。总之，移动医疗的出现和发展符合社会发展的趋势和人们向往生存得更美好、更健康的愿望。

　　这是一本让人读完之后遐想翩翩的好书。当然，也会是一本引发争论的书。无论怎样，就像人们常说的"抛砖引玉"，这本书也许就是那块"砖"，但将在读者的思想中慢慢形成"玉"，进而产生出更清晰更完善的移动医疗实践"金点子"。

　　最后，作为译者和我们的团队，我们诚挚地感谢科学出版社所给予的鼎力支持，没有出版社的专业指导，这本书是无法与各位读者见面的。

时占祥,MD,PhD

全球医生组织(GlobalMD Organization)

马长生,MD

首都医科大学附属北京安贞医院

序

移动医疗：个性化

在我们的生活中，移动技术的应用已经无处不在了。从每天手机上定时闹钟响起的那一刻开始，到利用手机日历管理着每天的工作，我们越来越离不开移动设备了。无论是通过电邮、短信、社交网络媒体与同事或家人交流，还是利用网络或移动设备软件、存储文件、照片或视频方式来访问随处可见的信息，毫无疑问，移动技术的应用使得我们彼此的世界越来越近，也越来越容易驾驭了。

移动电话也走进了医疗保健领域。应用这种智能技术自然而然地成为了目前支离破碎、利益相关者互不相关医疗环境中的一个重要连接载体。

如今的移动技术也涉及了全球医疗保健体系的各个方面。患者可以通过手机预约自己的医生、查看个人体检报告、接收保健提示等。医生也可以使用平板电脑和笔记本电脑访问电子化医疗记录（EMR）、检查影像资料、开出电子处方等等。医院和卫生保健系统也在利用远程医疗和远程保健方式拓展着它们的服务"足迹"。

上述这些仅仅是应用移动设备、软件和网络等改变医疗保健系统的几个方面而已，但它在为不同类型的参与者拓展机会的同时也提出了新的挑战。移动技术的应用日新月异，并且还在加快着其更新步伐。显然，全球医疗与健康保健格局正临着一场巨大的变革——移动医疗，而我们就处在这场变革的初期阶段。

这本《移动医疗——医疗实践的变革和机遇》旨在帮助患者、医疗机构、医疗服务支付方以及其他医疗和保健行业的同行们制订未来发展计划。它涵括了移动医疗的主要方面。

- 移动便携式设备，诸如智能化手机、平板电脑、笔记本电脑、自动查询机、互动式机器人、医疗服务车等；
- 供患者、医生、医院和其他参与者应用的移动应用技术；
- 用于监控患者体内植入物或植入装置的智能化传感器；

- 几乎在任何地方都能提供实时访问临床与商务数据的无线网络；
- 可以不受地理限制提供医疗服务的远程医疗和保健项目；
- 用于完善商业资讯、模拟实验和预测"大数据"收集和分析等项目；
- 医疗保健技术公司和服务供应商所面临的崭新商业机遇。

最终，这些移动医疗便携式设备、软件和应用系统提高了患者、医疗服务机构、医疗支付方和其他参与者彼此之间的沟通能力，并且合力突破传统的现场服务模式的障碍。尽管对于很多类型的疾病诊断、治疗、后续治疗等服务项目来讲，患者仍需要与医疗服务机构（医院等）专业人员面对面地交流，但这种"见面"将越来越多地发生在远程和移动背景之下，如家里、工作场所、车内或旅行中等。

若想抢占移动医疗潮流的先机，许多企业必须投资建设网络系统和其他基础设施。他们需要分析、试验并配置新的移动设备和操作软件，加强他们的公共通讯能力、供应商通讯系统及营销项目等。最重要的是，移动医疗要求企业在医疗服务的各个方面——从首次与患者接触到最后的付款和信息采集——都需要采取新的思维方式。

这些移动医疗系统和技术能够提供真正个性化的临床医疗护理服务，同时可为个人健康及疾病防治项目提供辅助支持。此外，移动医疗项目能加快医疗业务操作流程，降低成本而保障优质服务。

最后，在当前严重缺乏医生资源的背景下，移动医疗必定会拓展患者获取各种医疗保健服务的渠道，使慢性疾病的远程监控成为可能，促进研发新的应用软件，提供24小时/7天的虚拟不间断"办公"服务，并将各种专科的医疗专家集中到"同一诊室里"为患者进行精确诊断和制订治疗方案。

当前，这场移动医疗革命正在世界各地有声有色地进行着。读完此书，你会对发生在移动医疗领域里的进展和挑战有所了解，你还会从重要章节的内容中获得一些领悟。我鼓励你们将眼光飞越过医院的围墙去遐想问题，不仅是在阅读本书的时候，更是在改变现有医疗保健体制的关键路途中。

Neeta Gayyar
首席医学信息官、医学博士
AT&T 公司

目　　录

引　言

　　为什么要撰写这样一本关于移动医疗（mHealth）的书呢？因为我们认为，医疗体制正在发生一场颠覆性的变革——从依靠量来驱动的模式正在转向依靠价值而维持的模式，因此，我们需要一件重要的工具来推动变革。

　　医疗这个行业，拥有先进而强大的影像设备、机器人外科手术系统、电子监控设备，是世界上最倚重于技术的行业之一。然而，在谈及利用信息技术时，它却大大落后于众多其他行业，在如何利用信息化技术提升对患者的诊疗经验、跟踪并提高医疗服务质量、管理和降低医疗成本等方面尤为落后。

　　如今，已经没有几个行业还像医疗行业那样更愿意用传真机而不是电脑来传送数据资料；病案记录仍存放于金属架内，而不是云端；其终端用户，也就是患者，常常被置于诊疗全程的最后位置而不是作为中心来看待。

　　过去五年，由于移动技术和无线通讯服务业的兴起，银行业、航空业、交通、购物服务全都经历了巨大变革，在商家与顾客之间的相互影响，甚至整个生意经营、思维模式上都发生了变化。无论是给支票拍个快照就存入了钱，还是用手机支付数码货币买上一杯卡布奇诺，手机已经不再仅仅是作为移动电话而存在了，它已经成为**移动生活**。

　　现在让我们把这些体验和医疗方面的体验放在一起对比一下。你的医生也许把你的健康信息记录为电子档案，可是当你在旅行时，你能访问你的健康信息吗？你是否能像在网上预订酒店房间那样，在网上预约你的医生门诊？当你把每天测量的血压数值录入电脑后，它们能否自动地被你的个人健康中心记录下来，并且在出现异常情况时引起你的医生注意？

　　也许还不能。

　　为此，我们需要移动医疗来加强患者的诊疗体验，帮助我们管理已经失控的而且高昂的医疗成本费用。2011年，美国参加医疗保险的家庭所支付的医疗费用平均已超过2万美元，比2010年增加了近7%，是当年环比通货膨胀率的三倍多。这种持续上升的医疗费用是美国经济能力所无法承受的，它也造成了美国汽车工业的破产。如果任其发展下去，整个美国以及其他国家也许都将濒临破产了。

在本书的前面，我们强调，如果不想尽办法来控制医疗费用，到 2012 年时，美国人花在医疗上的费用将占美国民经济总产值（GDP）的近五分之一，同比 2009 年上升了 17.9%。根据经济与合作发展组织（OECD）提供的数据表明，美国不是唯一的医疗费用大幅上升的国家，日本、英国、瑞典、西班牙等国家也包括在内，同样都处于国家财政悬崖的边缘。

我们发现利用移动医疗可以大大降低医疗费用。以下是发生在世界各地的一些案例。

● 对心脏病患者出院后实施远程疾病管理监控，患者再入院率从全国平均的 47% 降至 6%。

● 对高危妊娠孕妇实施远程胎心率监控管理，可明显减少孕妇住院和门诊的概率。

● 使用远程医疗对 3230 位患有糖尿病、慢性阻塞性肺疾病或心脏病的患者进行远程监控管理后，急诊住院率下降了 18%，死亡率下降了 44%；住院时间明显缩短，医疗费用也没有上升。

● 使用移动医疗为早期诊断和已经治疗过的过敏性皮炎患者提供后续护理，数据表明治疗效果与常规治疗相近，但患者的医疗费用却大大地降低了。研究人员估算，在使用移动医疗的第一年，患者人均节省的费用约为 943 美元，包括直接费用和间接费用（如因病缺勤）。

在发展中国家推动移动医疗不是要**改变**它们现有的医疗体制和系统，而是在**发展**它们的医疗体制和系统，因为那里的基础设施很不健全。这就是为什么越来越多的发展中国家都在利用更为迅捷、更经济实惠、更可靠的、可协同使用的应用技术，尤其是借助手机和平板电脑，在无需建造传统医院和诊所的情况下将医疗和保健服务惠及千千万万国民（本书后面还将详细介绍）。

移动医疗对于医疗体制改革的其他方面也有着重大影响。例如，降低了疾病并发症的发生率，减少了患者门诊次数和住院频次；较好地进行随访和监控管理，改善了治疗的后续结果；实现了基于人群的疾病预防目标；提高了患者参与的依从性等。

然而，令人生畏的挑战也同时存在，尤其在个人信息隐私与数据安全方面。患者与医护人员之间的数据交流需要进行更好地管理。若能充分发挥移动医疗的作用，克服这些挑战是关键的和必需的。

通过撰写本书，我们所做的准备工作让我们更加确信，如果希望从根本上改变美国或其他国家现有的医疗体制和服务方式，就必须将移动医疗与电子健康档案和医疗体制改革这两大引擎结合起来。我们还确信，移动医疗也将是解决发展中国家医疗难题的唯一途径。在那些国家里，每一万人中只能平摊上一位医生，由于缺乏交通工具、缺少电力供应和基础医疗设施，大部分的临床医疗服务并不是由专业医生或护士所完成的，而是社区服务人员提供。

正如美国医学科学院（IOM）在其 2012 年题为《最好的保健，更低的费用》报告中所述，移动医疗技术具有明确改变现有医疗服务供需和消费方式的潜力。我们对此观点深表赞同。

在本书接下来的章节中你将会看到变革已经开始了。

第一章 移动医疗：渐行渐近的变革

最终，移动医疗与智能手机、小发明等无关，甚至与软件也没什么关联。但它关乎的是一场全面变革……关乎超越医院或门诊部的局限性而普及医疗的方式，帮助患者、临床医生与护士们建立基于海量信息的新关系，促成更好的决策和更好的实践。

里克·克诺森

英特尔全球健康信息技术总监

2011 年移动医疗大会[1]

> 玛莎是一位 66 岁的系统分析员，她热爱园艺、喜欢徒步远行，最近她刚刚置换了左腿膝盖。出院后，她知道要进行理疗，但却不知道将得到一样东西：一个戴在耳朵后的、小小的、重量不足一盎司的传感器。这个传感器能够记录她行走的频率和质量，并且可以将数据无线传输到她的电子病历记录中，如果有异常现象就能引起医生的注意。有了这个小宝贝，医生能随访和监控她的术后理疗过程，还能够帮助她识别潜在的风险，如感染、植入体失败等，以便医生在问题变得严重之前进行恰当地处理。

上述场景并非是科幻小说里描述的事情，而是实际发生的一次临床试验[2]。它所展现的是信息技术产业发展最迅猛的一个领域，它不但能够改变非洲撒哈拉沙漠以南最偏远的、最小村庄里的医疗服务方式，也能够改变医疗资源丰富的大都市提供医疗服务的方式，诸如纽约、洛杉矶和波士顿这些大城市。毫无疑问，它已经在改变着我们在克利夫兰医学中心的医疗服务方式。

在此，我们谈论的是移动医疗和健康保健，或统称为移动医疗。它是一种基于无所不在的宽带网络和无线通讯技术，以及智能手机和平板电脑深度渗透的技术变革。我们也将其称为"遍布式健康信息技术"或"菲特"（pHIT）。创造这样的短语旨在向人们形象地描述很快就会遍及医疗和健康保健领域，并且从根本上改变医疗服务模式的便携式装置、传感器和可穿戴式移动设备。

移动医疗的定义

那么，究竟什么是移动医疗呢？这要看你问谁了。

美国医疗卫生信息与管理系统协会（HIMSS）从各个不同的移动医疗相关的机构或组织中收集了以下定义[3]：

美国国立卫生研究院（NIH）　移动医疗是通过移动通讯设备提供医疗服务的一种模式。

美国国立卫生研究院协作组　移动医疗是使用移动和通讯无线设备改善医疗结果，进而改进医疗服务并促进健康研究的一种方法。

移动医疗联盟　移动医疗指基于移动技术或借助移动技术而提供医疗服务的加强手段。发达国家或发展中国家无处不在的移动设备提供了改善医疗与健康服务产出的机会，人们能够借助信息化和通讯技术将创新医疗与公共卫生服务推广到全球最偏远的地方。

国家宽带计划　移动医疗是在移动网络和设备技术支持下的电子化医疗服务，强调利用通用移动工具应用。例如，在智能手机中专注于公共卫生和医疗保健的应用软件与短信服务功能等，即可带动用户和医生们的积极参与。

西方无线健康　移动医疗是通过移动通讯设备如智能手机提供医疗和保健服务。其实际应用包括发送倡导健康行为的定向短信，某些疾病大规模爆发的预警通知等。在世界各国，甚至包括那些缺乏基础医疗设施的偏远地区，移动通讯技术的广泛应用正在促进那些发展中国家的移动医疗模式的普及应用。

世界卫生组织（WHO）　移动医疗即通过移动技术，例如智能手机或掌上电脑（PDA）等提供医疗与公共卫生服务[4]。

我们给出的定义是什么？上述这些都是，甚至还有更多。

移动医疗涵括的内容的确非常广泛，包括膝关节传感器、测量血压和血氧含量，将影像结果传输到平板电脑或智能手机上的应用软件等。它可以是患者和医生之间通过手机访问的电子健康档案（EHR）系统；也可以是监控心脏除颤器的嵌入式设备和其他监控故障的植入式装置；还可以是操作超声和心电图的智能手机等。

移动医疗可以是医疗服务机构通过短信与患者预约就诊时间或提醒患者按时服药，也可以是患者发短信将自己测量的血压结果和疼痛评分告知给自己的医生。它还可以是将"ER"输入到智能手机中，就能收到一条短信，列出就近地区的急诊室候诊时间，并且可以预约挂号。

移动医疗也可以是医生与其患者之间安全的电子邮件往来；放射科医生可以从他们的平板电脑上查询磁共振成像资料；神经病学专家也可以在几百英里之外对中风患者进行评估，以便确定患者是否需要使用救命的溶栓药物等。

因此，就移动医疗的本质而言，它是一种崭新的与患者互动的方式，完全不同于传统的"四面墙加一张检查台"的诊疗模式。它是一种利用多种技术媒介而本人无需在场的医疗服务模式。

最重要的是，在这种移动医疗支持下的"虚拟健康助理"将卫生与健康保健的核心从不定期的"看病"转化成为了定期的健康维护。这种转变反过来又能促进个人的健康，降低疾病发生率，提高患者的服药依从性，降低医疗费用。

金点子：远程超声波

在加拿大，胸科专家可以对几百英里之外的患者进行病情评估，判断患者是否有呼吸暂停或气胸。而他们用来判断患者病情的超声设备是由那些几乎完全不懂该技术的人员来操作。医生可以利用苹果手机上的 Skype 软件将超声影像传送过来。整个检测过程由医生远程控制。

类似的远程诊断已经用于两处偏远山区的患者、一架飞行中的小飞机上的患者，以及加拿大卡尔加里一户居民家中的患者。医生们可以远在意大利的比萨或罗马、美国的费城或加拿大的卡尔加里。20 个病例全都非常成功。临床医生也在使用类似的远程诊断技术给创伤患者做影像检查；对胎儿做健康检测或对血管解剖做出评估等[5]。

其实，移动医疗并非新鲜事物。自从人们首次用电报传送医疗检查结果，或第一次通过电话咨询医生，我们就已经开始在应用移动医疗了。它的新颖之处在于我们首次可以向地球上几乎所有的人提供公共卫生、健康保健信息，并且远程监控、管理患者的健康状况。它也促使我们对提供健康保健和医疗服务的思考模式发生巨大转变。

事实上，我们正在将整个医疗体制和系统"虚拟化"，移动医疗只是这种虚拟化整体的一个侧面。终极目标将是什么？——使医疗服务不再受时空的限制。

发生了什么？

尽管移动医疗在医疗服务领域的各个方面蓬勃发展，我们仍在不断地探讨单个机构是如何将移动技术融入到各自系统中去的。2012 年，HIMSS 组织了第二届年度移动医疗技术调研，向 180 名调查对象了解他们的机构是如何利用移动医疗的。52% 的被调研对象认为使用移动技术将会大大改变未来的医疗服务模式[6]。

其他相关反馈显示：

● 93% 的被调研对象说医生利用移动技术处理他们的日常事务；80% 被调研的对象说医生已经利用移动技术为他们的患者提供服务了。

● 约 2/3 的被调研对象说他们医院的临床医师要么是应用有关软件查看患者的相关信息，要么使用移动设备查找公开的健康信息资料。

● 只有 22% 的被调研对象说他们应用移动设备获取的所有数据信息都已经整合到医疗服务机构的电子健康档案（EHR）中了。

● 所有的被调研对象都认为就整体系统成熟度而言，他们的移动技术环境算作"一般"。

● 68% 的被调研对象说他们所在的医疗机构已经有了移动技术规划，2011 年该项数据为 38%。另外的约 1/3 说他们的医疗机构正在制订移动计划。

● 稍多于 1/3（36%）的被调研对象允许患者/健康保健消费者通过移动设备访问他们的药物和健康信息。

● 只有 13% 的被调研对象在为患者开发可应用的软件。

显然，移动技术在医疗服务领域的应用还有着巨大的发展空间，尤其是通过软件将收集的诊疗或健康数据整合和应用到至关重要的 EHR 上去。归根结底，如果做不到这一步，我们就无法真正地应用移动医疗来完善临床诊疗服务。

被调研的对象表示，移动技术的最主要好处是可以更便捷地访问自己患者的信息，还可以远程查阅数据资料；主要的瓶颈则是资金投入短缺和信息安全性隐忧。

本书的第三章将会更详细地介绍医疗服务机构是如何将移动医疗融入到他们的医疗服务体系中去的。

真正的风暴

我们都是迈进一个新国度和新时代的移民。我们所感受到的医疗服务体制正在由原来的以量为基础的模式向着以质为基础的模式转化。在以质为基础的医疗服务体制里，医疗服务机构中医护人员的薪酬是根据疾病诊疗结果、质量、疗效和患者的满意度来测算的。

医疗费用失控地增长引起了真正的风暴，医疗服务的重心从短期急性病医疗也正在向着慢性病治疗和预防性的健康保健转变。与此同时，地球上最偏远地区的最贫穷的人们也都能够使用到快捷、可靠、更经济且能共同操作的技术。

在发达国家如美国，促进移动医疗发展的还有患者。今天的患者在享用医疗服务时也希望自己成为平等的合作者。因此，他们拒绝过去那种家长式的医患关系。

医疗保健行业的规模和实力也在推动着移动医疗的迅猛发展。最终结果将是催生了一个全球化的产业，其预期营业收入有望在 2017 达到 260 亿美元[7]。有人估计 2012 年全球的移动医疗收入可能已经达到 150 亿美元[8]，相比而言，260 亿美元的估值可能就低了。总之，据专家预测，2010～2015 年，移动医疗产业的增长幅度将达到 12%～16%。

仅美国的患者监护市场，包括医院使用的硬件，如无线流动遥测监控器、低技术性软件、监控慢病患者的传感器等，其预期收入就有望从 2011 年的 31 亿美元上升到 2018 年的 42 亿美元，增长幅度为 35.5%[10]。根据德国 Research2Guidance 研究机构预测，仅医疗传感器市场，其收入在 2017 年就可望达到 56 亿美元，而 2012 年仅为 4.07 亿美元[11]。

的确，行业分析师们预计移动医疗的增长趋势很快将赶上 20 世纪 90 年代的互联网行业的势头。他们预见最快的增长区域将是家庭与疾病监控管理、医生远程咨询服务，如视频会诊、能将个人数据自动传至心脏病或其他急症的急救室的急救服务；视频诊断病情、无线传送除颤器震动记录的远程心脏保健服务等[12]。

在苹果的 iTune 中，已经向用户提供了超过 12 000 款有关健康的应用软件。2012 年底，在谷歌上搜索移动医疗，可以获得 167 万条检索结果，而在 2007 年的检索中移动医疗的点击率才 5000 条[1, 13]。

如果这都不算是一场革命的话，那什么才能算呢？

遗憾的是，医疗服务行业自身加入这场革命的步伐却一直很缓慢。正如美国健康与人类服务部（HHS）部长凯瑟琳·赛比留斯在 2011 年移动医疗大会上所说："过去几十年里，我们已经见证了信息技术几乎提升了我们在生活各个方面的消费体验。过去，我们去银行存钱要等待开门，现在有了 24 小时运营的 ATM 机，也可以通过网络支付各种账单。但是医疗服务业似乎还在顽固地守着它的箱箱柜柜来存放医疗档案。"[1]在这里，如果可以的话，我想再增添上一样东西：传真机。

然而，美国医疗服务业臃肿的规模、严重的功能障碍和它所面临的巨大挑战都表明，不能再假装现在还是 20 世纪 90 年代了。

费用的刺激

此次变革的最大推动力之一是医疗费用。2012 年，美国参加医疗保险的家庭在医疗费用的支出平均为 2 万美元，同比上年增长了近 7%[14]，是当年通货膨胀率的三倍多。医疗费用的持续性攀升无以为继，同时也导致了美国汽车工业的破产。如果任由这种态势发展下去，最终整个美国甚至世界其他国家都将濒临破产。

"当前美国两党明确愿意合作的一个议程是（医疗行业的）价值管理"，克利夫兰医学中心首席信息官马丁·哈里斯博士说。这个问题非常重要，他说，因为即便你能够拉平通胀曲线，日益老年化的人口所带来的庞大医疗服务体量也会把医疗费用逼升到无以为继的水平。然而移动医疗却能让这种无限上升的趋势缓慢下来，因为它是重组目前医疗服务体制和系统的一个重要而有效的手段。

"提供医疗服务性价比最高的地方是家庭、所生活的社区里或工作场所。在任何其他地方都比在我们传统意义上提供医疗服务的地方（医院）要节约成本。"移动医疗能将医疗和健康保健传送到那些地方去。

从全球化角度来看，不发达国家或地区都在盼望着移动医疗能够提供机会，使他们能够建立性价比更高的医疗服务基础设施。在那些国家或地区，100 英里的半径范围内可能只有一所医院或诊所，而需要医疗服务的人群可能达到 10 万人。

欧洲国家正在面临着人口老年化问题，如果他们要维持现有的单一医疗服务支付制度，也需要利用移动医疗在整体成本节约中的优势。

据美国疾病预防与控制中心（CDC）估计，如果不遏止医疗费用上升的趋势，到 2012 年，医疗费用将占到美国 GDP 的近 1/5，同比 2009 年的 17.9% 增加了 9.5% 。图 1-1 和图 1-2 描述了经济合作与发展组织（OECD，简称为经合组织）一些成员国的医疗费用在各自国家 GDP 中的份额。从图中数据可以清楚地看出，美国不是唯一面临着医疗费用迅速攀升的国家。

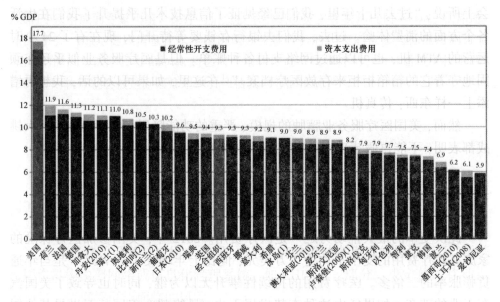

图 1-1　经合组织成员国 2011 年医疗费用在 GDP 中的份额

注：1. 包括资本支出，但没有析出；2. 资本支出没有报告

资料来源：OECD Health Data 2013. How Dots the United States Compare.

网址：http://www.oecd.org/unitedstates/Briefing-Note-USA-2013.pdf

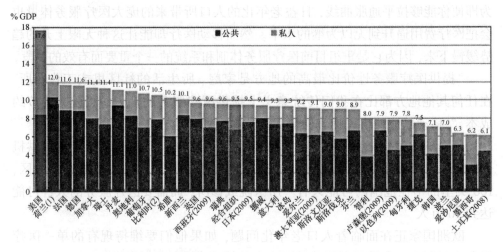

图 1-2　经合组织成员国 2011 医疗费用总支出

资料来源：OECD Health Data 2013. How Dots the United States Compare.

网址：http://www.oecd.org/unitedstates/Briefing-Note-USA-2013.pdf

　　如此看来，任何方法或模式，只要能把美国及其他国家的医疗费用支出降低，哪怕只是几个百分点，都将大有作为。移动医疗也因此而获得业界的关注。

牛津大学莱昂内尔·坦纳森科教授估计，使用移动医疗后减少的患者入院次数能够帮助英国国民医疗保健每年节省 7.5 亿英镑（约合 11 亿美元）[15]。根据朱尼普研究公司 2010 年发布的关于移动医疗机遇的报告，仅仅应用蜂窝式网络远程监控管理患者这一项，到 2014 年就能节省 19.6 亿~58.3 亿美元的医疗保险开支，而主要获益国则是美国和加拿大[16]。

与此同时，2012 年，埃森哲咨询公司在一份分析报告中预测，采用移动手段治疗患有糖尿病和心脏病的慢性病患者可以帮助美国节省大约 230 多亿美元的医疗保险支出，折算预计每人每病平均节约 2000~3000 美元，而且住院天数减少了 15%~20%，急诊就诊次数减少了 30%，诊疗更加及时高效，治疗效果得到明显提高，这些都将促成医疗费用的降低[17]。

2012 年，一份来自挪威电信集团的研究报告估计，移动医疗可以帮助 65 岁及其以上年龄患者砍掉他们自己 1/4 的医疗费用支出[18]。同年，美国布鲁金斯研究中心预计，仅远程监控一项就能在未来的 25 年里节省下来近 2000 亿美元的医疗费用[19]。

"由于远程装置可以日夜不停地实施医疗监控，并且把有关数据传输给医护人员，这样也加快了需要医疗干预患者治疗的速度"，布鲁金斯的报告解释道，"医生不需要再像过去那样坐等着发现患者的问题，因为监控器可以实时识别可能恶化的病情，从而引起医生的关注。"[19]

在本书中，我们着重描述了大量关于移动医疗如何节省经费开支的案例，以下是几个来自美国一些医院和医疗服务机构的案例，以激起各位的兴趣。

● 使用远程装置来监控已出院的心脏病患者，其再入院率从全国平均的 47% 降至 6%[20]。

● 远程监控高危妊娠孕妇的胎心率，明显减少了孕妇入院率和门诊随访次数。[21]

● 使用数码相机记录患者的压疮情况，并将影像发给有关医生进行远程诊断，减少了患者的急诊次数和入院率[22]。

● 利用远程医疗监控和管理 3230 名糖尿病、慢性阻塞性肺疾病和心脏疾病的患者，时间为一年，其结果是急诊入院率下降 18%、死亡率下降 44%、住院天数减少、医疗保险支出反而没有增加。

● 利用远程医疗为完成了早期诊断和确诊的过敏性皮炎患者提供后续的医疗护理，结果证明临床治疗效果与常规治疗无差异，但却大大降低了医疗费用。研究人员估计，在使用远程医疗的第一年，患者人均节省费用 943 美元，包括直接费用和间接费用（如因病缺勤）[24]。

金点子：更快捷的心脏护理

当植有除颤器和其他心脏仪器的患者被送入急诊室时，医护人员首先要通知仪器厂家，等候他们的代表来检测仪器是否正常，然后才会给予患者治疗，白白浪费了宝贵的时间和金钱。美敦力公司生产的一款 CareLink Express 设备能够让急诊室的医护人员把设备的数据无线传送给公司的代表，然后根据数据立即进行评估。这款产品已经在 50 家临床机构进行了 5 个月的试用检测，结果发现应用该产品的医院等候时间从平均 84 分钟减到 15 分钟左右，其中一家医院在不到 3 个月的时间里节省费用将近 13 万美元。目前已有 33 个国家的 6600 多家医院或诊所，以及 72 万患者在使用 CareLink 网络服务[25]。

付费方想要（且需要）移动医疗

美国及其他一些国家的公共卫生与医疗保健正在从基于量的制度向基于价值的制度转型。在原来的制度下，医疗服务提供者、医院或诊所按照他们所提供的服务数量而不是质量来计酬，而在基于价值的制度下，医院或诊所则是按照他们所提供的服务质量和效果来计酬的。

伴随着这种转变的是支付费用方（医疗保险公司/机构）积极的激励措施，鼓励医院或诊所应用移动医疗以减少医疗费用的支出并且获得优质的服务。

保险公司/机构包括联邦政府，也正在慢慢地意识到一次性支付 500 美元购买一台平板电脑给糖尿病患者更好地监控他们的病情情况，远比由于监控不力而引发长期的并发症如肾衰竭和截肢所需支出的费用要少得多。

因此，在 2012 年，美国退伍军人事务部宣布将为患者全额支付家用远程视频监控装置的费用，以鼓励更多的患者在家庭中使用这种远程技术[26]。几家医疗保险公司包括维朋（Wellpoint）、安泰（Antna）和胡玛纳（Humana），也都在试点远程监控保险支付模式以降低患者的再入院率[27]。

在第五章中，我们将更多地介绍付费方的含义和参与，这里说的付费方既有保险公司/机构，也有政府承担的保险服务。

变化的人口结构，变化的期望

日渐衰老的婴儿潮一代已经表现出与我们过去所见到的 50 ~ 60 岁人口健

康状况的不同。"以自我为中心"的一代总是要求市场满足他们的需求，而不是他们去满足市场的需求。再者，婴儿潮一代以及他们的儿孙辈都是在现代科技世界中长大的。

金点子：腹带

德雷赛尔大学工程与媒体艺术学院的研究人员设计了一款含有传导纱线与内置天线的腹带，用来远程监控孕妇。这种无创性腹带无需用电池或插电就能发射无线电信号显示出子宫内的变化，从而引起产科医生的关注，以防治孕妇发生妊娠并发症。

研究人员希望能够快速地获得数据，要求相互交流时彼此透明，对生活中的大事总是积极参与。比如说，为了更好地了解人们对初级医疗保健服务机构有哪些具体要求时，我们调研了俄亥俄州克利夫兰市周边的人口。调研发现，他们的要求与家庭出身、性别、社会经验无关，然而，他们要求的是能访问自己的健康档案记录，并且能够与医护人员进行远程交流。

除了医疗服务行业，大多数行业都已经能够满足这些远程和移动需求，如银行业。从 ATM 机到网上银行，再到用智能手机存钱，银行业已经利用新技术全面改善了服务质量并且降低了服务成本。因此，很多客户这些年来就再也没有去过银行办事。

金点子：了解你的心

AliveCor 公司开发了一种临床应用的低成本移动 ECG 心脏监控仪。它可以安装在 iPhone 上，使患者能够随时随地监控自己的心脏状况。

除了满足客户需求，移动交易也为商家大大节省了成本。试想航空公司自从数字化后获得了什么吧。如今，都是客户在那儿干活：研究出行路线、预订航班、购买机票，甚至还自己打印登机牌选座位等。然而，鲜有医疗服务消费者能够在网上预约医生，更不要说在网上提供诸如病史、用药情况甚至住址这样的基本信息了。

鉴于我们的生活越来越多地移到了网上（我们中不少人甚至不在办公室里办公了）[28]，为何我们还要打电话来预约医生，等上一整天甚至更长时间才有可能见到医生；为什么还要从单位请假，然后穿行于拥堵的交通到达医生办公室，结果却被告知在我们完成一些必要的检查之前，医生什么也做不了？难道这些事情不能通过电子邮件或 Skype 来解决吗？

的确，有证据表明，通过视频、网络电话或发送电子邮件等方式能够大大地增加医护人员治疗那些离不开家的患者、衰弱的老年患者以及残疾患者的机会，也显著增加了居住在美国或其他国家服务水平低下地区的人口接受更好的医疗服务的机会[29]。如果移动医疗能够惠及这些人群的话，我们认为它也能为更年轻、更健康、也更城市化的人群带来更多更好的益处。音乐、书籍、电视节目、电影，所有这些只需要我们轻轻点一下鼠标就能够随时随地拥有。为什么医疗服务却不能呢？这就是消费者们询问的问题。

除了看中了移动医疗便捷与透明，消费者们还希望移动医疗能够降低医疗服务成本[30]。他们需要如此。今天的医疗和健康保健消费者需要从口袋掏出更多的钱来支付自己需要支付部分、或共担部分保险费用。这就促使他们第一次提出这个问题："移动医疗需要花多少钱？"告诉他们，一台价格 50 美元的可将数据无线输入电子病历的家用血糖监测仪能够帮助他们更好地控制血糖，从而每个月可以节省 100 美元的药费，他们就明白自己赚大了。

我们将在第四章中更详细地讲述移动医疗变革中的患者方面。

让患者之间以及患者与医疗机构之间联系起来，将有望成为最重要的一大进步，它将使医疗服务以更低的成本惠及于更多的人群而成为了可能。

兰克·J
移动运营商与数字健康，2012

技术革命

互联网、脸书、推特、智能手机在 2011 年的突尼斯、埃及、利比亚和也门掀起了名为"阿拉伯春天"的革命，这些技术元素也在推动着移动医疗的革命，尤其在欠发达和不发达的国家或地区。

截至 2012 年，全球预计已有 60 亿部手机用户，其中86% 的使用者定制了相关手机服务，这一数字令人惊讶[31]。2012 年，皮尤研究中心互联网与美国生活项目进行的一次调研发现，85% 的美国成年人拥有移动电话，其中一半为智能手机。调研还发现，1/3 的手机用户用手机在网上查询过健康或医疗信息，其中西班牙裔美国人最多。考虑到西班牙裔美国人在整个美国人口中的增长速度，这个意义就更为突出了[32]。

　　这次调研还发现移动医疗大有发展和作为空间，因为只有 19% 的智能手机用户下载过健康相关的软件，9% 的用户接收过健康方面的短信，其拓展空间无限。

　　而且，很多移动医疗应用软件的应用门槛相对较低，毕竟现在开发一个健康软件所需要的成本不到 100 美元。这样低廉的成本，后面你会发现是福兮祸兮。

个案研究：糖尿病与移动医疗

　　美国人当中，每十位中大约就有一人患有糖尿病，糖尿病已经成为美国人的第一号健康杀手[33, 34]。到 2050 年时，如果我们的保健方式还不改变的话，那么，每三名美国人中就会有一名糖尿病患者。目前，全世界共有 3.66 亿糖尿病患者，到 2030 年，这个数字将会翻一番[36]。

　　鉴于全球糖尿病高得吓人的治疗费用（2011 年治疗糖尿病和预防并发症的治疗花费是 4650 亿美元）以及其高发病率和高死亡率的特点，以上那些推测只会让人感到恐惧[2]。因此，为糖尿病患者找到提高疗效和降低治疗费用的方法就显得非常必要和急迫了。

　　移动医疗应需而来。

　　E 健康计划——一个研究如何应用信息技术来提高医疗质量、安全和临床疗效的非营利机构认为，无论患者处于何种社会经济状况，移动医疗技术能够提高患者对糖尿病的控制，减少治疗费用的支出[37]。他们研究过的技术有：能够整合患者的 EHR 与健康档案、允许患者与医护人员之间在安全的病患门户网站上进行信息交流；允许患者分享治疗经验的社交媒体等。

　　以下是该机构受加利福尼亚医疗保健基金会的资助，在 2012 年完成的一份调研报告，其中特别提到了这方面的案例[37]。

　　WellDoc 糖尿病管理系统　这款移动医疗应用软件根据实时数据，如血糖值和饮食量，为患者提供每周一次的指导。在为期一年的随机对照实验中，150 名使用该应用软件患者的血糖值都明显降低了。

　　DiaBetNet　这是一款无线个人数码助理，利用一种激励兴趣的游戏来帮助 8～18 岁的青少年控制他们的 2 型糖尿病。经过 6 个月的试验期，参与者们对糖尿病的了解有了显著提高，并且也大大降低了血糖水平。

　　Iglucose 移动健康方案　该项目利用电子血糖仪测得并收集数据，并且将其数据无线上传至一家糖尿病医护理门户网站上，数据可供医疗专业人士分享。使用的方法包括随访患者健康状况并形成报告、医生与患者进行坦诚交流等。

　　本书的后续内容将会有更多地介绍移动医疗与糖尿病。

哎呀，医生们都哪儿去了？

美国及其他国家日益凸显的医生资源短缺问题也更显示出了对移动医疗的需求。在美国，有 3000 万新参保人员预计在 2014 年将加入美国政府的医疗保健体制。这个庞大的数字引发了众多极端的预言。很多人甚至觉得美国的医疗保健体制将会因此而瘫痪。老年医疗保险制度和医疗补助计划已经找不到足够的专业医生来应付了，正在衰老的婴儿潮一代对医疗服务有着更大的需求，加上之前未参保的 3000 多万人员将在 2014 年加入医疗体制，这些都将会加剧医生短缺问题。

很显然，我们不可能在短期内就能够培训出 1 万名新医生来。而且，由于补助少（短期内还将缩减），很难说服医学院的学生去学习薪酬相对较低的专业，如家庭医学、内科学、儿科学等，而这些专科方面所需求的医生恰恰又是最多的。

技术登场了。我们可以利用移动医疗的优势，让医生们更灵活、而不是更辛苦地工作，既能服务更多的患者，还能保证诊疗服务的质量。其实，我们已经这么做了。例如远程 ICU，医生们只需在中心工作站远程监控患者，可同时监控 12 名患者，就像机场空中交通调度人员一样可以同时指挥多架飞机起降。不过，与空中交通调度人员不同的是，医生们即便不在调度工作站也可以监控到自己的患者，因为数据在源源不断地传至医生的平板电脑或智能手机上，医生还可以采用远程视频监控。

事实上，普华永道的研究发现，在使用移动设备的医生中，有 56% 表示移动技术让他们能更快地做出诊疗决策；40% 的医生还说他们在管理上花费的时间减少了（图 1-3）[30]。正如该报告中指出的那样："这些变化可能会改写人们对未来十年，以及今后的医生们供给与短缺的预测"[30]。

随着医疗体制改革推动着行医模式的改变，我们也进入了"群体健康"领域。不能再把疾病诊疗的重心放在单个患者身上，我们需要积极主动地与某一群体合作。这样的"群体"界定可以依据某类疾病、某种程序、某种疗法；它甚至可以是一群以减压和增强身心健康为治疗目的的亚健康人群。不管是哪种情况，移动医疗在识别、组织和协同致力于改善人群健康，以及提供医疗服务方面都将起着至关重要的作用。

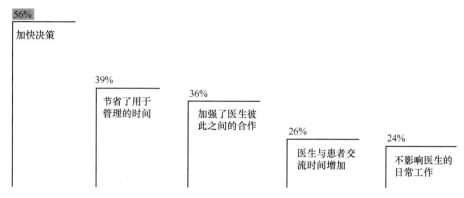

图 1-3　内科医生对移动医疗的预期

　　让我们来观察一个医疗小组，他们负责为 1 万名糖尿病患者提供服务。该医疗小组的收入越来越多地与众多质量指标捆绑在一起，这些质量指标包括糖化血红蛋白水平（HbA_{1C}）、足部和眼科检查、血压药物治疗依从性等。该小组是如何确保他们在为 1 万名患者提供医疗服务时能够遵循诊疗指南并达到治疗目的的呢？

　　当然是借助于移动医疗。

　　例如，该医疗小组管理着一个月度报告，把当月需要进行足部检查的糖尿病患者标记出来，自动发送电子邮件提醒患者，了解那些预约检查并遵守预约患者的进展，并对未能预约或不遵守预约的患者启动自动电话提醒方式。我们把这种模式称为"让技术去护理慢性疾病"。

放眼全国

　　卫生部和社会福利保障部，以及众多其他联邦政府机构，都把移动医疗视为提高医疗质量和降低医疗成本的重要手段。所以，他们也都在迫不及待地往移动医疗这个"大池子"里面跳。以下是最近的一些实施举措：

　　● 美国国家癌症研究中心（NCI）的无烟短信项目（SmokefreeTXT），专为美国青少年定做的移动戒烟服务项目。

　　● 由少数民族健康办公室、美国糖尿病教育者协会、美国电话电报公司以及贝勒大学共同合作推出的糖尿病自我管理直播教学课程。该课程可在手机上观看，配有文字提示和提醒事项，主要是针对医疗服务贫乏地区的人群。

　　● 与白宫合作发起"反虐待软件"开发竞赛。这是一项全国性的竞赛，旨在号召软件开发人员开发创新应用软件，来帮助青年人实时联络可信赖的朋友阻止虐待与暴力行为。

- 某移动医疗实践社群，向所有卫生部与社会福利保障部的员工开放，帮助他们评估所在部门的移动医疗与实践活动。

其他举措：卫生部与社会福利保障部还推出了婴儿健康短信项目（Text4baby），旨在增强婴儿在胎儿期和一岁以内的健康保健意识；针对应急反应的应急短信工具包项目（Text Alert Toolkit）；为了健康短信项目（Text4Health）专门为移动医疗技术提供增强健康的建议[38]。

美国联邦通讯委员会（FCC）也已经为这项移动医疗革命准备了多年。2010 年，委员会发布美国第一个全国宽带计划，把医疗保健服务列为"具有巨大潜力的宽带创新领域"。该计划中有一章节专门陈述了关于医疗保健的建议。该计划还促成了联邦通讯委员会与美国食品与药品监督管理局（FDA）的一项合作，旨在"确保与通讯相关的医疗创新能够快速并安全地推向市场应用"。

2011 年 11 月，FCC 给"医疗小型网络"分配了专用频谱。"医疗小型网络"是一种超低功率宽频网络，由一个 MedRadio 编程器/控制发射机和医疗植入发射器构成。医疗植入发射器发送或接受非语音数据或相关设备控制指令以启动功能性电刺激。这种技术利用电流激活并监控神经和肌肉组织，正如FCC 主席朱利斯·格纳科夫斯基所指出的那样，"帮助截瘫患者站立，并且使盲人恢复视力"。FCC 的这个做法使美国成为了世界上第一个给这项技术分配带宽的国家。

2012 年，FCC 发表一份 26 页的调研报告，汇报了 FCC 移动医疗特别小组的调查结果，并且提出了 5 条建议[39]：

1. FCC 在推进移动医疗发展上应继续发挥领头作用。

2. 联邦机构之间应加强合作以促进创新，保护患者的安全并避免重复性监管。

3. FCC 应实行于现有的项目，并在可能的情况下协同各项目以扩大医疗保健服务的宽带接入。

4. FCC 应继续努力提高移动医疗的技术能力、可靠性、互动操作性及无线电频率的安全性。

5. 应继续投资发展中的移动医疗领域并支持其创新和创造就业机会。

格纳科夫斯基宣布，FCC 委员会将实施上述所有建议，并招聘一名常务董事负责与外部机构处理所有有关健康相关的事务。

移动医疗面临的障碍

涉及医疗和保健上的事情都不那么容易，移动医疗也如此。在此书中，我们探讨了阻碍移动医疗顺利融入到现有的医疗服务体系的种种障碍，第二章将重点探讨安全与隐私问题。我们还是预先了解其中一些障碍吧。

隐私问题　这也许是移动医疗与保健所面临的最大问题。所有医疗应用软件以及医疗服务机构和医生之间的相互交流都必须遵从 HIPAA 法规。HIPAA 是联邦健康保险流通与责任法案，其目的是保护患者的隐私。该法案对违反规定者的严厉惩罚，成为了激励移动医疗的开发者和使用者的强劲动力，他们希望将隐私保护纳入到所有应用技术中去。

但是，该领域如此复杂多样，如此海量数据储存在云端，如何实现隐私保护尚无明确的可行性方案。例如，如果某卡路里计算软件生产商把客户名单卖给了某杂货店，然后该杂货店就有针对性地向目标客户发放购买低热量食物的优惠券和促销券，这算不算违反了 HIPPA 法规呢？

安全问题　除了与网络黑客行为、数据丢失或被盗等相关的安全问题——这些都是违反 HIPAA 法规的行为，还有构成移动医疗核心内容的设备与监控器本身的安全问题。例如，可植入性除颤器、胰岛素泵、本章开篇中所描述过的传感器、医生与病患之间利用"虚拟"工具诊断患者的视频数据流量，还有通过无线方式发送到强大的磁共振和 CT 扫描的指令等。如果有黑客入侵这些医疗设备怎么办？他们会造成什么样的破坏和损失呢？

技术问题　目前全球所使用的移动通讯或数据网络甚至比五年前要好得多，但是，如果我们用它来完成移动行医的话，可能就不够好，也不够可靠了。这在美国尤其如此，因为美国的无线电话移动网络比起许多其他国家要差得多。你只需要想想平均每周的掉线次数、遭遇的通话黑洞、频繁的"所有线路都在占线"的信号，你就知道美国的移动电话网络有多么差劲了。如果这些情况发生在你预约医生时还不算太糟糕，但如果它们发生在医生正在处理 200 英里之外发生的一起中风患者时，那后果可能就会十分严重了。完善这些移动数据线路的代价不菲，又是谁来买单呢？

此外，能够让彼此线上交流的系统也少之又少。虽然说克利夫兰医学中心已经全部网络化，我们的系统之内可以无缝隙沟通（网络畅通的话），但是如果是与系统之外的医疗机构进行沟通的话，恐怕我们就不得不重返纸张和传真机时代了。

缺乏互通性是健康信息数字化和改善医疗协同合作的一大障碍，它也是集成移动医疗技术的一大障碍。

费用报销　前面提过，虽然付费方已经愿意为消费者购买或使用移动医疗技术报销费用了，但大部分项目还是停留在试验阶段。我们需要的是整体解决移动医疗的付费方案，包括应用软硬件在内的所有费用，这样才能充分发挥移动医疗的潜能。

> 重新调整远程医疗的报销政策是一个核心关键的条件。
>
> 瑞克·J
>
> 移动运营商与数字健康，2012

技术相关性　我们担心技术开发人员不把终端用户放在心上。举例来说，最近我们评估了一个向出院管理人员提供附近专业护理和长期护理机构的质量信息与床位供应情况。这样做的意义是什么呢？出院管理人员已经知道哪里有最好的可供后急性期患者使用的设施，设施本身保持向管理人员更新床位情况。我们要求医疗服务机构和患者采用相关技术这点很重要，因为这样可以让他们从一开始就有的放矢。

"黏性"　我们也想知道一旦患者或医疗服务机构使用某技术的新鲜感消失后，他们还会不会继续使用它。毕竟我们中间有多少人在 1 个月过后还能仍然坚持去健身房锻炼身体呢？又有多少人能够坚持使用在线食物日志软件超过 1 周或 2 周呢？

数据质量　移动医疗的很多用途都依赖于海量的数据。但你知道他们怎样说那些所谓的数据？"完全是垃圾数据的输入和输出。"我们该如何评估并保持数据的完整性，以及众多的、正在进入市场的应用软件和技术的科学完整性？更重要的是，我们如何从传感器、应用软件、监控器等获得的大量数据中找到真正有用的数据信息来？

医疗服务机构的不情愿　你一定以为医生、护士、医院行政人员及其他相关人员对于能帮助自己更快、更好地完成工作，并且大大节省成本的事物会兴奋不已、热烈欢呼吧？很遗憾，你想错了。虽然伴随着 iTune、Xbox 和笔记本电脑长大的年轻一代医生们致力于开发移动医疗，但他们的医学界前辈们，包括很多是他们的老板、导师或老师，往往死活不愿放弃纸上作业，如同一个溺水的人死死抓住救生筏而不愿意松手似的。

老一代的内科医生甚至威胁说，如果把他们的办公场所数字化，他们就辞职不干了；不少临床医生仍然偏爱传真机交流；当你登记信息时，连通讯网络最普及的医院也都会递张纸给你。事实上，普华永道的一次调研发现，近 1/3 的医生和近 1/3 的医疗费用支付机构都承认"固有的保守文化"是移动医疗发展道路上的一个主要障碍[30]。

管理机制　美国也好、其他国家也好，参与管理移动医疗的政府行政机构可能有多个部门，加之各个机构之间在行政管理上的错综复杂和多样性，使得管理机制构成另外一个潜在的障碍。

FDA 以前曾试图管理过数字设备和应用软件。1989 年，随着医疗领域里计算机与应用软件的使用迅速增长，FDA 颁布了"软件政策草案"。然而，随着各种设备和程序数量的爆炸式增长，FDA 确定"企图用一个包罗万象的应用软件政策法规来应对所有包括应用软件的医疗设备所产生的问题是不切实际的"，随后 FDA 撤销了该项政策草案。

从那时起，FDA 的主要作用就变成批准用于医疗仪器数据分析，并且本身是仪器的一部分应用软件。这是一种批准权力。例如，批准使用某款移动放射学软件，能够让医生在 iPhone 和 iPad 上观看医学影像资料。在过去几年，FDA 还涉足医疗应用软件领域，批准了几款应用软件和设备。例如，能插在智能手机上使用的检测眼镜的装置，使用该配套软件能帮助医生诊断视网膜脱落或青光眼等疾病；一款能把 iPhone 变为心电图记录仪的装置；一款能让医生分享任何种类的数字影像的应用软件等。

同样地，自那时起 FDA 就提出了管理移动医疗领域的规划，还承诺将在2013 年底出台最终管理规定，该规定将建立在"合适的、基于可控风险的、针对包括移动医疗应用软件在内；并且能够促进创新、保护患者安全、避免重复性监管的健康信息技术管理框架"。

要知道事实上，谁都说不准这项规定如何发挥作用，最近 FDA 花费了大约 6 个月的时间去批准一款与现有产品相似的医疗设备。批准某款全新设备更是耗费 20 个月的时间；且不说在移动医疗世界里，一款应用软件一月份进入市场，五月份就可能已经被淡出了。所以，FDA 的管理规定显然是不靠谱。

十大热门医疗应用软件[40]

《今日美国》(*USA Today*) 列举出了 2011 年 iTunes 商店销售最好的十款医疗应用软件。虽然这个名单现在可能已经有所变化了，但它还是能让你对最受欢迎的软件有个感性认识。有趣的是，排行榜上的一半数量的软件是给医疗保健服务机构人员使用的，说明医疗专业人士有着寻求获取信息新途径的潜在要求。

1. Pill Identifier：帮助消费者根据药丸的外表来识别上万种处方药和非处方药。

2. Pregnancy ++：随访记录怀孕过程，包括孕妇体重、饮食、锻炼状况等。随访信息甚至还包括了超声图片、胎儿"踢脚计数器"、子宫收缩次数计数器等。

3. Baby Connect：跟踪记录婴儿的日常活动，如进食、睡眠、生长、健康状况、疫苗接种等，并且能够生成可与他人分享的图表报告和趋势图。

4. Instant ECG：视频示范 30 多种心律不齐情况。教授专业医疗人员如何看懂心电图（ECG）的基本要素。

5. MedCalc：提供 200 多种诊断方法、计分、数值和分类，帮助临床医生评估整体健康状况。

6. Pill Reminder：跟踪药物、维生素和补品的服用情况。提醒患者服药和续补服药；检查药物相互配武情况、剂量信息和可能的副作用。

7. Anatomy 3D：使用 3D 模型、视频、音频讲座、图表、测验和术语表教授解剖学。

8. Diagnosaurus DDx. 想到临床医生仅用某款应用软件来判断你出了什么毛病，是否让你有点儿提心吊胆呢？Diagnosaurus DDx 做的就是这件事。医生使用该款软件能搜到 1000 多种诊断方法，可以根据患者的器官系统、临床症状、疾病等做出判断；当患者可能出现多种症状时，医生还能使用软件的一项特殊功能来选择其他诊断方法。

9. Everyday First Aid：该软件使用美国红十字会指南教你如何应对紧急情况，如窒息、伤口清理、水母蜇伤、蜱虫叮咬、心脏病突发等（请注意：如果真有人发生了窒息或心脏病突发，在搜寻该软件之前请先拨打 911 求救）。

10. Drugs & Bugs：提供 100 多种抗生素和近 200 种细菌性病原体的相关信息，帮助医生比较不同药物的效力。

继续向前

你能想到吗？

2012 年，谷歌发布了谷歌眼镜———款内置有一体机与相机的眼镜。想象一下它们在医疗保健方面能够发挥的潜力吧！以下是一些人对这个话题的回应。他们建议谷歌眼镜可以这么使用：

- 放射科医生无需用平板电脑或智能手机就能观看身体影像了。
- 外科医生可以边做手术边查看影像资料，不必在需要观看影像或电脑时把头抬起来。
- 患者可以查看任何街道并且与该区域的医疗服务机构进行交流，了解可利用的医疗资源、价格、医生在 Angie's list 网站上的排名，他们所接受的医疗保险种类等。
- 一边与患者和同事保持眼神交流，一边检索关于某种疾病状况的信息。

当然，移动医疗面临着几大挑战，有些挑战有时让人们感觉无法逾越。但是，你在本书继续的部分中会看到，组织、机构、政府等都在积极地寻找克服这些障碍的方法。他们必须这么做，因为利益太巨大、太诱人了。

本 章 要 点

❖ 移动设备、传感器、互联网及通讯功能，很快会遍布了整个医疗服务领域，从根本上改变提供医疗服务的模式。

❖ 到 2017 年，全球移动医疗产业收入有望达到 260 亿美元。

❖ 美国医疗行业加入到移动医疗革命步伐非常缓慢。

❖ 推动移动医疗的主要因素包括：失控增长的医疗费用；从注重短期急性病治疗到注重慢性病治疗和预防性保健的转变，以及从按服务量计酬到按质量计酬的医疗劳动补偿制度的改变；对优质服务和协调性服务需求量更大；最偏远地区的最贫穷的人群也能够使用的、更加可靠的、更经济且能共同操作的技术。

❖ 移动医疗已经显示出了显著降低医疗费用的优势。

❖ 存在着阻碍移动医疗顺利实施的障碍，包括安全与隐私问题、文化习俗、技术难题以及有关费用补偿政策等。

第二章　隐私与安全——屋子里的大象

我从没见过哪个行业像医疗行业这样，存在着这么多令人惊讶的安全漏洞。如果我们的金融业也像医疗行业这样对待安全问题，我宁愿把钱存放在我的床垫下面。

阿维·鲁宾

计算机科学家、约翰·霍普金斯大学信息安全研究所技术总监

2012 年接受华盛顿邮报采访时表述[41]

你是否觉得自己已经做足了功课保护你的无线网络系统、应用软件和设备？那么，请看下面的案例。

- 伊利诺伊州的利伯蒂维尔，一家外科诊所的网络被黑客入侵。黑客在诊所的服务器上留言说所有内容都被加密了，只有凭借密码才能再进入，密码得拿赎金来换。这次入侵影响了 7000 多名患者的医疗档案数据[42]。

- 加利福尼亚州的帕洛阿尔托，一家医院报案说一台非加密笔记本电脑被人从一名医生的车里盗走了。电脑里存储着大约 57 000 名患者的医疗信息[43]。

- 2009～2011 年，美国退伍军人事务部（VA）报告了 173 起破坏安全的行为，这些行为导致血糖监控中断、患者预约被取消、睡眠实验室被关闭。VA 还在 2013 年 3 月报告说，VA 事务部在医疗中心与社区门诊之间传送过非加密的健康数据[44]。

- 美国医疗保险和医疗补助服务中心（CMS）跟踪到近 30 万被盗用的医保受益人号码[8]。

- 美国民权办公室接到 77 000 起关于违反健康信息隐私权的投诉，完成 27 000 次调查，纠正 18 000 起违规行为[8]。

- 美国卫生部（DHHS）监察长办公室的政府审计人员证明，坐在医院的停车场里用一台笔记本电脑就有可能通过医院不安全的无线网络而获取患者信息[8]。

● 2012 年 3 月，黑客入侵了犹他州公共卫生署的网络服务器，获取大约 78 万人的医保数据信息，还盗取数目不详的健康档案。追踪到的黑客位置位于东欧[41]。

在过去的三年里，超过 2100 万份医疗档案被曝光——而这些只是因为影响巨大才被曝光的案件[45]。可想而知，随着移动医疗渗入到医疗服务领域的方方面面，破坏安全与隐私的行为将会达新高。正如 Sensato 公司 CEO、安全专家约翰·戈麦斯在一次访谈中所说："医疗领域的安全防护比其他高科技产业平均落后至少 5 年。"

患者数据被盗用造成的潜在后果是严重的。被盗信息和非法获取的信息可能被用来诈骗保金，导致宝贵的金融资源流失他处，使患者陷入财务风险。如果作恶者篡改患者的档案，医疗的质量也会受到影响，比如患者需要的药物会由于医疗档案上错误地显示已用记录而到不了患者的手里[8]。确实如此，咨询公司波尼蒙研究所去年调查了 80 家医疗机构，有一半单位报告过至少一起医疗卡盗用案件[46]。

关乎的是信任

对破坏安全与隐私所构成的最大威胁是它们能够摧毁我们对健康信息技术的信任，而且这种不信任会扩散至整个医疗服务系统。这个基础是至关重要的——患者及患者家人、医护人员必须相信输入系统的个人敏感信息一定是安全的。

患者把他们生活中最隐私的部分分享给我们，为的是能与我们共同努力来改善他们的健康。我们不止一次地让患者把他们最极为敏感的信息告诉我们，因为这些信息对他们的健康至关重要，这些信息能够彻底改变我们医治他们疾病的方法。他们对我们公开信息是因为他们信任我们。

这也是医护人员与患者仍然青睐于那种一对一、面对面的在诊室里交流的原因之一。诊室仿佛像密室一般，医患之间在严格保密的情况下进行重要的对话。当我们进入移动医疗世界里，我们必须小心翼翼地保护着对医患关系至关重要的信任。我们要把这种神圣的信任感带入我们创建的虚拟空间中去。

移动医疗如果不想只被当作马路勇士（携带着笔记本电脑在外奔波的人）手机里的几款运动健康软件，它就必须面对着安全与隐私这两大挑战。我们将其称之为"屋子里的大象"，它们就在我们的眼前越长越巨大。

克利夫兰医学中心的首席诚信官，唐纳德·A. 辛科承认存在着风险，但他同时提到我们所做的任何事情都会有风险。真正的挑战是要决定我们愿意承受多少风险，以及当风险发生时我们能做去什么把风险最小化或把问题解决掉。

"医生不能仅仅考虑保护患者的健康，还要考虑如何保护患者的信息。患者也要明白，当他们在虚拟空间与医护人员交往时，他们已经在承担着往来的邮件或文字对话有可能遭受非法入侵、信息有可能被盗的风险，而这并不是医生们的错误。你必须知道自己所面临着什么样的风险，并且愿意承担这些潜在的风险。"

辛科说道，在拥有 44 000 名员工的克利夫兰医学中心，我们深知有这些风险的存在。例如，只需在邮件的主题行加上"机密"两个字，邮件就会被自动加密。但是要让我们的医生都能自觉这么做，这很困难。

我们的病毒过滤器每周都能拦截到成千上万个试图入侵我们的电脑和网络系统的病毒。我们最近安装了一款叫做"火眼"的复杂软件，它能够帮我们实时拦截网络攻击。"我们自认为在这方面已经做得很好了，可是当我们打开软件时，仍然发现已经有 180 台电脑感染上恶意病毒，"辛科说。新装软件还显示，在过去的每周里，我们的电脑和网络系统还遭到 20～40 次未被识别的恶意病毒攻击。由于这个软件过于昂贵了，大多数医院不愿安装。可想而知，他们的电脑和网络系统有多少已经"中毒"！

看管好你的数据

对于窃取设备和数据信息的盗贼来说，医疗行业还是一个"新的热门领域"，因为其他行业，如银行在设备和数据防盗方面做得比较好了，威廉·R. 布雷斯维特博士表示。布雷斯维特也是 1996 年"联邦健康保险流通与责任法案（HIPAA）"行政简化字幕原作者。"过去喜欢诈骗银行的诈骗者现在发现对于医疗档案下手要容易得多，代价也低得多，"他说，"医疗档案仍然包含着开信用卡账户和银行账户所需的全部信息，窃贼仍然可以利用这些信息进行诈骗。"

由于医疗费用的不断上涨，医疗信息在黑市的价格也在迅速攀升，使得负责收集和保管（个人健康信息）的机构成为黑客、社区工程师和怀有恶意的内部人士的主要攻击目标。能够调动这些信息资源吸引了不少心怀巨测之人。

马克·D. 科姆斯

摩根敦西弗吉尼亚大学医疗中心信息技术部主任兼首席信息安全官

更可怕的是，有报告显示有组织的犯罪集团在医疗机构安插人员来窃取数据。威胁有多么严重？严重到美国国土安全部都已经对黑客激进分子、网络战士、犯罪分子、恐怖分子等打算入侵美国的医疗服务系统的行为表示了担忧[41]。

所以，当普华永道研究机构 2012 年发布的一份报告发现，移动设备的安全位列当年医疗行业面临的十大问题之一时，这并不令人意外。报告还发现，在被调研的医院中，只有不到一半的医院拥有监管移动设备而使用的安全措施[30]。

布雷维斯特博士对此也并不感到意外。他说，有些医院的首席信息官都没搞懂多因素身份验证安全的概念。"上上下下都在努力改善医疗服务方式，并通过实施可进行信息交换的电子档案系统以降低费用，"他说，"然而，我们在做这件事的时候并不清楚谁是档案的发送者；谁是接受者；谁在中间能够看到档案，甚至不知道档案的主人是谁。"

何为多身份验证？

多身份验证使用两种或两种以上要素验证身份以确保操作者是本人：
- "识别"要素：你所知道的某种事物，例如个人识别码、口令等。
- "财产"要素：你当前所拥有的某物，例如 ATM 卡、电话、特殊便携式秘钥等。
- "内在特征"要素：你本身所拥有的独一无二特征或某种生物特征，例如指纹、动脉模式、视网膜静脉等。

这些因素可以有无数种组合，大大丰富了身份验证方式。例如，随机生成数字的令牌与 PIN 码或口令组合使用；输入 PIN 码或口令才能解锁的智能卡；PIN 码或口令与手机短信发送的限时验证码组合使用；输入 PIN 码或口令才能进入设备本身存储的软件证书或认证信息等[47]。

有些公司甚至开始尝试新的身份验证技术，将生物学与行为学结合起来，如验证者的声音模式、敲击键盘的方式等。

然而，辛科却警告说，任何技术的使用都不可能做到百分之百的安全。如美国国防部，在我们看来应该是世界上信息安全做得最好的地方之一吧？也曾经遭到过黑客入侵，丢失过秘密。

所以，"我们要采取一切合理的措施去保护我们的数据信息，绝不能说我们没有丝毫漏洞，"辛科说。

具有讽刺意味的是，防止数据被盗的最大障碍之一不是缺钱购买某个昂贵的防盗软件程序，而是对于使用者的安全教育。

安全还是隐私？

"安全就是安全，而隐私是一旦你用某种安全的方法访问到信息后该如何利用信息的问题"，位于维吉尼亚海滨的一家咨询公司的负责人兼临床转化研究项目主管玛丽·罗伊斯说，"它们相互依存……既不是完全分开的，又没有被捆绑在一起。"

如果你还没弄清这对你的医疗机构意味着什么，也没搞懂该如何既分开又合并地解决这两个问题，说明你可能还没准备好扔掉纸质文档和上锁的文件柜子（并不是说它们总是很安全并且保护了隐私）。

戈麦斯在 2012 年移动医疗峰会上的报告中指出："当前健康信息技术领域对于'患者隐私'的关注源于联邦和各州政府的 HIPPA 法规要求。遵从隐私就是当患者的信息被某个没有经过他们授权的人看到或交流时，要确保患者的身份不被暴露。遵从隐私听起来似乎很酷，但在今天这个资源有限且网络恐怖分子层出不穷的时代，把重心放在这上面也许完全是错误之举。"

"我可以告诉各位我们很擅长保护隐私"，他说，"但我们却很少去考虑保护我们的系统安全性，阻挡他人进入系统。"总之，"隐私并不能总拿来与安全性相提并论。"

越来越多的犯规

波尼蒙研究机构在 2012 年 12 月发布的报告中发现，自 2010 年，研究机构开始跟踪医疗保健数据泄露事件以来，报告发生过数据泄露事件的医疗机构越来越多，更多地是发生多起泄露事件。过去两年中，被调查的 80 家医疗机构有 94% 至少发生过一起泄露事件，有 45% 发生过五起以上。而在 2010 年，只有 1/3 的医疗机构发生过五起以上。2012 年的调查还发现，只有 40% 的被调查医疗保险公司表示他们有信心阻止或能很快发现患者数据丢失或被盗[46]。

是什么造成了你的损失？

违犯 HIPAA 法案所开具的罚款、诉讼加上内部调查，安全与隐私遭到破坏所造成的损失是巨大的，一度让医疗服务系统大伤元气，因为许多医疗机构已经是在微利经营了。据波尼蒙机构估计，安全事件让各个医疗机构在两年间损失大约 250 万美元，整个医疗服务行业的年损失将近 70 亿美元。

由于新的 HIPAA 法规大大加重了处罚力度，这个数字还将会迅速攀升。

有些医疗保险公司甚至开始尝试新的身份验证技术，将生物学与行为学结合起来，如验证者的声音模式、敲击键盘的方式等。

　　随着越来越多的数据存储在云端，更多的用户使用移动设备利用文件共享软件来访问数据，保护数据的安全性将变得越来越艰难。如波尼蒙机构的调查显示，只有 9% 的被调查医疗保险公司没有把数据存储在云端，其余的公司都把数据发至云端，尽管他们中有将近一半机构表示对云端的安全性没有信心。调查人员也注意到一个有趣的现象：一些医疗机构不允许员工使用如 Dropbox 这样的公用文件共享网站，却可以使用云端存储。

　　罗伊斯注意到，另一个与移动技术相关的安全隐患是，有些人在离开自己的手机（或平板电脑、笔记本电脑）时，它们是处于无保护状态的。"数据都加过密吗？"她问道，"如果你把设备丢失了，有没有办法可以设法远程删除掉设备里的数据，并且能够证明你已经破坏掉里面的程序，以便在日后发生数据泄露时你能够证明不是你泄露的？"绝大多数情况下，对于这个问题的回答是"不能"。

你知道存在哪些威胁吗？

- 能窃取数据和口令的恶意软件，如蠕虫、病毒、特洛伊木马、间谍软件等。
- 窃取非加密数据。
- 通过保存在设备上的登录名和口令而发生的未授权访问。
- 偷窃和遗失。据某报告估算，美国人丢失手机的价值达到大约 300 亿美元。一年至少丢掉 900 万部手机，而全世界一年大约丢掉 25 亿部。该报告估计，我们每人平均每年丢 1 部手机。不管谁拾到手机，都有可能试图访问手机里的数据[48]。现在已经开发出能够远程锁定或删除数据的软件，如苹果手机的 iOS 操作系统和谷歌安卓操作系统自带的实用程序。
- 可能致使公司面临法律风险的无证和非托管应用程序。

看数据

　　波尼蒙研究机构在 2012 年底调研了 80 家医疗机构并采访了 300 多位经理人，目的是评估健康信息技术领域的隐私与安全现状。以下是主要调查结果[46]：
- 过去两年里，每家机构平均发生过 4 起数据泄露事件。

- 过去两年里，每起数据泄露事件给出事机构造成的经济损失平均是 240 万美元。
- 每起泄露事件导致平均 2769 份档案遗失或被盗。
- 数据泄露三大主要原因分别是计算设备丢失或被盗、员工失误和第三方过失。
- 52% 的被调研机构是在审计或评估时才发现数据被泄露了，其余机构的泄露则是由员工发现的。
- 54% 的被调研的机构对于自身能否发现所有患者数据遗失或被盗情况没有或几乎没有信心。
- 91% 的被调研医院使用云端服务，然而 47% 的医院对于是否有能力确保云端数据的安全缺乏信心。

尽管最近发生了不少攻击医疗设备的行为，69% 的受访者说他们机构的信息化安全和（或）数据保护措施并没有把 FDA 批准的医疗设备的安全性考虑进去。

医疗机构正在努力阻止并降低受保护的健康信息（PHI）或患者信息的遗失或被盗，他们面临的似乎是一场硬仗。

波尼蒙研究院
第三届患者隐私与数据安全年度基准研究项目

不相信任何人

虽然报纸头条时常充斥着关于网络间谍的新闻，但是当谈及患者数据安全时，你的最大担忧应该是你自己的员工。波尼蒙报告发现"内部人员的疏忽是数据泄露的主要根源所在"。将近一半（46%）的安全问题都与计算机丢失或被盗有关，而设备的丢失或被盗往往是机构员工疏忽所致。不过，犯罪分子的攻击也在增加，现在已经占到所有安全案件的 1/3，而在 2010 年仅仅为 20%。

问题的部分原因可能是大多数（在波尼蒙调查报告里是被调研机构的81%）医疗系统，虽然也担心机构员工私人移动设备的安全性，却依然允许他们使用私人设备去连接系统网络或访问系统邮件。这就是所谓的"自带设备（BYOD）办公"。

"医疗服务机构……主张 BYOD，其安全性是绝对不够、而且完全不够的，"布雷斯维特说，"这个事情简直让人毛骨悚然。"这些设备"随时随地可能被盗"。

的确，经常有报道说，某人正在使用手机或平板电脑时被人一把夺走。《时代》杂志 2013 年一篇文章说，现在发生在旧金山的抢劫案件中大约有一半与手机有关；哈里斯的一次民意调查显示，近 10% 的手机用户说他们的手机被偷过[49]。美国卫生部（DHHS）把将近 40% 的 HIPAA 违规的大宗案件归咎于设备的丢失或被盗[50]。

"医疗领域里隐私与安全的关系使得它面临着独特的 BYOD 难题，"隐私与安全的创始人兼首席技术官，大卫·丁在接受咨询媒体访问时说道。他的公司向医疗机构推销遵从 HIPAA 法规的短信系统。他说，首席信息官需要了解风险并用正确的思维方式去处理问题[51]。

风险之一是员工使用自带移动办公设备连接入医疗系统的 IT 基础设施上，这将会增加恶意软件入侵整个系统的危险。确实如此，据波士顿的网络犯罪分析公司 Trusteer 的一份报告预测，在 2012 年，有超过 5% 的使用 iOS 和安卓系统的智能手机被恶意软件入侵过。考虑到有大约 80% 的医生用的要么是 iOS 系统，要么就是安卓系统，这个数字值得我们重视[52]。

辛科把个人移动设备和机构设备私用称为"恶意软件的性病传播器"，因为它把"疾病"引入了整个 IT 生态系统。"每周末，我都把笔记本电脑带回家上'体育画报'网站"，他解释说，"如果这家网站上有恶意软件，那么，每个访问过网站的机器都会被安装一款很小的程序。"克利夫兰医学中心的所有设备都安装有恶意软件防护程序，但很少有私人设备安装这个程序。"一想到有多少医疗机构所不知道的恶意软件在那虎视眈眈，我就觉得毛骨悚然。"

说任何时候，当你往你的系统里引入某种新设备时，都要假设它已经受到了危害，"大卫·丁在接受采访时说道，"这个设备作为个人设备而不是专业设备使用时，你是无法控制它的。它可能存有恶意软件，也可能没有，但最薄弱的环节可能就是发生安全问题的地方，所以，在开始用自带设备办公前，必须先想一想这个假设。"[51]

2012 年的 HIMSS 移动医疗调查发现，几乎所有被调研的 180 家医疗机构要么已经形成了移动医疗计划，要么正在规划之中，3/4 的医疗机构的计划涉及 BYOD 问题[6]。

如果你所在的医疗机构或诊所已经同意员工使用自带电脑和移动设备向患者提供医疗服务，那么，你们在制订任何政策时都要考虑如下问题：

- 把"不干净的"设备带入到医疗机构会有什么样的风险？
- 我们该如何支持这些设备？
- 对系统和基础设施有什么要求？额外增加的设备会不会让我们的 Wi-Fi 网络不堪重负？

• 我们如何保障终端安全和实施安全政策？这涉及验证用户身份的能力。

企业应用软件开发公司 SAP 使用自己开发的移动设备管理程序 Afaria 来管理并确保公司 BYOD 项目的安全，该项目涉及全球 4 万多部移动设备。不管你们用的是哪个程序，公司建议你们做如下考虑：

• 你们的移动策略是什么？你们对使用移动设备的员工有什么预期？

• 公司或机构数据的访问途径是否因设备所属不同（属于公司或员工）而不同？

• 哪些员工可以访问公司或机构的数据资料？

• 医疗机构或患者信息资料是在电脑本地上存储吗？

• 医疗机构支持什么样的设备？

• 使用 BYOD 计划情况下，如何遵守隐私与数据保护法规？

• 机构是否与员工签订了安全协议？如果需要，协议应包含哪些内容？

• 员工是否可以用公司或机构的设备进入未被授权的应用领域？工作时间个人电脑或移动设备如何处置？

• 如何处理员工的解约或辞职？

• 谁为电脑或移动设备和维修以及像充电器等配件买单？

• 谁为语音和数据计划买单，包括出差时漫游费及使用应用软件费用？

• 如何处置已解除了所有软件/固件限制的"越狱过"或"刷屏过"设备？

• 如何保证电脑和移动设备的安全性？如有员工报告设备丢失，怎么办？是把设备里的数据全部远程删除掉，还是只删除公司或机构的数据？

• 如何确保遵守 BYOD 计划的政策？不遵守政策的人员可能造成什么影响？

• 是否允许把资料备份储存到云端？允许基于云的文件共享程序吗？

• 在处理工作事务时，员工可否使用相机、蓝牙或其他移动应用和服务软件？

• 能在整个设备系统上强制使用口令吗？

大卫·丁的公司也提供能保持端点安全完整性的软件工具，例如，OneSign Anywhere，该工具的强身份验证和单点登录功能（已认证用户的用户名与口令的自动登录）可为处于远程位置或机构内部的设备提供验证。这款软件工具能够保护控制机构内部的应用不被泄露，其他软件公司也销售类似产品。

2011 年，一家名为"家名专家"的安全公司董事长瑞克·金撰写了一篇题为"来势汹汹的移动医疗"文章，在文章中，他分享了一些安全方面的建议[52]：

● 请勿在无线设备里存储患者信息资料，如果存储了，一定要给资料加密。

● 确保所有移动设备都有密码保护，一分钟或两分钟之内不使用，设备自动锁屏。

● 把所有无线移动设备上的"远程清除"功能设置为"启用"。

● 使用最新版本的无线上网保护协议。

● 定期更改系统默认的服务设备标示符（SSID）和管理口令。

● 请勿发送你的无线路由器的 SSID。

● 上网登录前，要求移动设备通过媒体接入控制（MAC）地址进行自我识别。

● 启用无线入侵防御系统（图 2-1）。

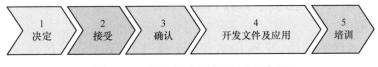

图 2-1　管理移动设备的五个步骤

1. 决定是否允许移动设备访问、接受、发送或存储患者的健康信息；是否允许把移动设备作为医疗机构内部网络或系统（例如电子医疗档案系统）的一部分使用。

2. 考虑移动设备会对机构拥有的健康信息带来什么样的风险（威胁和漏洞）。

3. 弄清楚你所在医疗机构移动设备风险管理的策略，例如隐私和安全保护措施。

4. 研究、制订和实施本机构用来保护健康信息的移动设备政策和规则。

5. 对医疗服务机构以及其专业人员进行移动设备隐私与安全意识的教育与培训。

在云端

虽然医疗服务机构能够远程清除被盗或遗失移动设备上的数据信息，但他们却无法清除存储于云端的数据信息。云存储本身没有问题，但医疗机构要考虑在云端与设备之间传输数据信息的安全性。另外，如果云端被黑客入侵，将会有什么后果？这并非是子虚乌有的假设。去年，就有黑客入侵了几家知名度很高的大公司，包括《纽约时报》、扎波斯、谷歌、《华尔街日报》、通用汽车等。

许多医疗服务机构并没有意识到风险。芝加哥一家医院信息系统允许新来的住院医生使用 iPad 上不安全的 Dropbox 网站管理他们的患者数据。使用该网站的所有用户共用一个用户名和密码。更让人瞠目的是用户名和密码居然赫然出现在一个网上使用指南文件中！此事被《华盛顿邮报》记者曝光后，该医疗中心才更改了信息化系统[41]。

虽然该医疗中心告诉《华盛顿邮报》，医院的信息化系统如此做是为了分享教学资料；对此某安全专家撰文表示，这个做法还会使医疗机构受到"社交工程"的攻击，黑客会将含有恶意代码的文件植入该系统中。一旦打开文件，代码就会感染接入的 iPad，然后通过 iPad 访问医院网络信息系统。

医疗信息隐私的基石：HIPAA 法案

关于患者隐私问题，直到 1996 年国会通过了"医疗保险携带与责任法案"，即 HIPAA 法案后，才引起人们的关注。

简单来说，该法案为"适用主体"所持有的受保护医疗信息（PHI）提供联邦法律保护。"适用主体"指为患者提供医疗服务的任何人以及患者接受任何医疗服务的任何地方，包括医生、医院、疗养院、牙医、理疗师、按摩技师、付费保险机构、健康资料交换中心等。HIPAA 还规定了患者享有的一系列关于 PHI 的权益，例如，只要患者本人同意，患者有权向任何人透露自己的个人健康信息。但是，如果没有得到患者的授权，透露患者的任何信息都可能造成"适用主体"面临着巨额罚款。

2013 年，HIPAA 完成了实施以来最大的一次修订，修订后的法案对违反隐私行为的处罚更加严厉，法规适用范围也更加广泛。那么，主要修订了哪些部分？更加明确了以前的设想，没错，即确定了 HIPAA 适用于所有移动设备的应用以及所有应用于健康信息的移动技术等。新 HIPAA 法规还明确了适用主体的商业伙伴和承包商，例如云服务供应商、健康信息交流中心、电子健康档案程序供应商等，也必须遵守 HIPAA 管理规定。

新的 HIPAA 管理法规对任何医疗服务实体机构来讲都像是一个警钟，罗伊斯说，尤其对那些在以无线方式分享数据的机构。她认为新法规带来了如下一些重要影响。

● **HIPAA 法规扩大覆盖面** 现在 HIPAA 不仅适用于适用主体，同样也适用于它们的供应商和商业伙伴。因此，如果某公司出售一款移动 EHR 应用软件给一家医院，获得了访问个人健康信息的权限以便对软件进行技术支持，那么,该软件的安全性就受到危及,患者数据就面临外泄风险,所以一旦发生数据泄露,供应商与适用主体就要承担同样的罚款。

● **HIPAA 处罚力度将是伤筋动骨的** 在过去,HIPAA 对单个违反隐私的行为最多处以 100 美元的民事处罚,对同类行为的累计处罚一年之内不得超过 25 000 美元。现在,HIPAA 对单个违反行为的处罚改为从 100 到 50 000 美元不等(表 2-1),对于多起违反相同规定的行为,一年之内累计处罚上限提高到 150 万美元和最多 10 年的有期徒刑监禁。

● **不懂法律不是借口** 故意疏忽被定义为"有意识的、蓄意的失职或对对未能履行行政简化规定之义务的视而不见",也就是说,"你明知数据系统不安全,却希望我们发现不了"。故意疏忽将被处以最重惩罚。美国卫生部(DHHS)甚至可以对因故意疏忽而造成的违法行为的可能性施以处罚。甚至某个无心之过,如把某患者的健康信息错发到别的患者电子邮箱,如果不通过恰当的合规渠道处理,该过失也会被视作故意疏忽行为。因此,"忽视"对移动设备的保护或"忽视"了对用户进行隐私与安全规定的教育,至少可以说,是极为冒险之事。

最终,这个综合法规标志着 HIPAA 隐私与安全规定首次实施以来的最大变化。这些变化不仅大大加强了患者的隐私权和隐私保护,也加强了卫生部大力实施 HIPAA 隐私与安全保护的能力,不管信息的持有者是某个健康计划、某个服务商,还是他们的商业合作伙伴。

里昂·罗德里杰斯
美国卫生部民权办公室主任

表 2-1 不同等级的罪责所对应的民事罚款金额(单位:美元)

违反类别	单个违规	一年内同类别违规累计罚款额
未察觉到	100 ~ 50 000	1 500 000
尽管有合理缘由	1000 ~ 50 000	1 500 000
故意疏忽,已纠正	10 000 ~ 50 000	1 500 000
故意疏忽,未纠正	至少 50 000	1 500 000

实施 HIPAA 新法规

1994 年,当布雷斯维特博士参与起草首部 HIPAA 法案时,互联网还是新鲜事物，移动电话仍有砖头那么大。那时候他就说过，安全法需要随着科技发展与时俱进。"关键的问题是要让人们明白实施安全法规只需一个非常简单的基本程序：识别并评估电子信息可能面临的任何风险和威胁，不仅指对信息机密性的危险，还包括对信息可用性和完整性的危险。"

这就意味着要评估风险并弄清如何通过恰当并且合理的行政、可操作和技术措施来控制风险。"'恰当并且合理的'这一措辞仅在安全法规里就被使用75次"布雷维斯特博士强调。这就使各个机构要去考虑它们的规模、复杂性、技术基础设施、软硬件能力、成本以及潜在风险的可能性与大小等。"然后根据这些内容来教育和培训人员，监控并记录所发生的情况，再一次次地重复这些步骤。"

"HIPAA法规并没有说你必须给这个文件加密，你必须做这个、做那个"，他说，"它只说'先弄清有什么威胁、有什么风险，然后做些什么来阻止那些可能的风险给你带来麻烦。'"（表2-2）

表2-2　HIPAA法规何时适用？

情况说明	是否适用
临床医生及他人访问电子病历所使用的移动应用软件	是
患者访问自己的电子病历所使用的移动应用软件	可能
给患者发送的预约提醒短信	是
医生访问的、由患者发送的医疗信息	否
保险公司用来收集患者索赔数据/信息的移动软件	是
提供特定区域流感免疫统计数据的应用程序	是
允许护士添加已注射流感疫苗患者信息的软件	是
植入患者胸腔的除颤器发送至医疗设备公司的数据	可能

HIPAA法规之外：医疗设备的安全

当人们可以实际篡改医生使用的关乎生死决定的数据，仅有隐私管理是不够的。如果你们不认真对待医疗，让人们对医生治疗患者的能力产生了怀疑，然后再来一场生物袭击，哪怕只是一场小规模的袭击，也足以让恐怖分子发动一场成功的大袭击。

约翰·戈麦斯

Sensato公司CEO

2011年9月19日接受HISTalk访谈时讲话

虽然人们对于移动医疗"安全"的关注重心主要围绕 HIPAA 法规转悠，实际上 HIPAA 法规仅仅是关乎隐私问题——它就没有制订出关于安全的规则。当谈及医疗系统时，安全问题不仅仅是盗窃身份或患者档案这些事情，它还关乎着生死。医疗服务机构需要认识到如果移动设备能把数据传出去，也就能够把数据传进来，潜在的危及不仅是医疗服务机构接收数据的完整性，而且还会危及患者的安全。

试想一下，某糖尿病患者植入了一只由远程设备无线控制的胰岛素泵，这只泵通过互联网把数据发给他的医生。如果有人非法入侵移动设备并篡改了设置，指挥泵向患者的静脉注射大剂量胰岛素而使其受损甚至死亡，那将怎么办呢？这并非危言耸听。戈麦斯一个同事的植入了胰岛素泵就是使用他的笔记本电脑和网络浏览器在公共无线网络上演示了这种可能性。

在澳大利亚举行的云集了信息技术安全专家的"2012 安全突破点（break-point）大会"上，一位发言者演示了如何在 50 英尺外用一台笔记本电脑向一名戴着起搏器的患者发送高达 830 伏的致命电压[53]。2011 年在拉斯维加斯举行的 DEF CON 19 大会上，1100 名黑客参加了"入侵医疗"的主题会议，并学习如何攻击磁共振和 CT 扫描机器。他们能够控制影像的质量和扫描时间、指挥设备逆向性工作、用恶意程序或病毒感染设备、或把某个装置依附到磁共振机器上然后实施远程控制。

波尼蒙调查发现，69% 的机构并没有保护医疗设备的措施，可能因为他们认为这是设备供应商的责任。但实际情况是，如果发生隐私被侵犯事件，双方都脱不了干系，同样要面临着违犯 HIPAA 法规的高额罚金[66]。

联邦总审计署 2012 年的一份报告发现，可植入性无线设备遭遇恶意干预的威胁非常之大，以至于他们建议美国食品和药品监督管理局（FDA）研究制订一个应对计划。报告还指出 FDA 甚至从来没有想过安全风险来自于蓄意威胁，直到看到这份报告早期的一份草稿，这多少让人觉得不安[54]。

第 22 条军规：一个真实故事

唐·辛科讲述了发生在自己身上的一个故事。某个星期一当他准备开始工作时，发现有人撬开了他的笔记本电脑，偷走了电脑里面一部分医疗装置。这部内容存有敏感的医疗信息。FDA 批准的医疗设备通常是不能加密的，"我们不能给设备加密，否则我们就违背了 FDA 的规定"，他说。这是一个"第 22 条军规"式的难题，他已经就这个问题在向监督 HIPAA 法规的民权办公室征询解决方案。

　　FDA 现在也开始要求所有医疗设备应当加密，这个规定无法适用于已经在运行使用的设备；医疗机构也不可能去承担更换现有设备而产生的巨额费用。

　　辛科还提到另一个关于医疗设备的担忧：责任。"如果医生给患者植入了24 小时向其电脑发送数据的除颤器，如果该除颤器遭到非法入侵，谁来为此负责？是医生？还是设备生产厂家？

　　如果除颤器是在医院供患者使用，它有 IP 地址，就很可能被入侵。

约翰·戈麦斯
Sensato 公司 CEO

　　戈麦斯直言不讳说"安全"就是"要保护人们，确保他们在（戴着移动医疗装置）四处活动时不会有人入侵他们的装置，也不会有人走到跟前去袭击他们或杀害他们"。

谁拥有医疗数据？

　　2012 年，《华尔街日报》一篇文章提出一个有意思的问题：患者是否有权看到在他们身上的植入装置发送给医生或设备公司的数据？该设备公司能否把数据卖给其他医疗机构和医疗保险公司以便他们更好地预测疾病？

　　接受采访的医生认为患者有权看到那些数据，但设备生产商无权查看。生产商说获到数据的过程太过于麻烦，需要得到 FDA 的批准（大多数情况下是不会批准的），而且，按照联邦法律（大概指的是 HIPAA）规定，只有医生和其他医疗专业人士才有权使用那些数据。文章最后说，现在不清楚的是，HIPAA 法规是否适用于移动设备。

　　移动设备本身是否可以用作医疗记录存储器？"斯坦福大学医学中心的心脏病专家保罗·C. 泽伊博士在一篇文章中问道。他的患者希望能像医生那样访问自己的心脏辅助设备记录的数据。"植入的医疗设备是否是患者的一部分，是不是我们记录到医疗图标上生命特征的延伸？"[55]

　　在移动医疗这个美好新世界，还有一件事情需要弄清楚。

别忘了从患者那里生成的数据和患者应用的软件

　　大部分关于隐私和安全问题都是围绕医疗服务机构在保障数据安全性方

面来进行讨论的。但是如何保护患者提供的健康信息，如通过私人手机、平板电脑、台式计算机等分享的信息，或直接传输到个人健康档案记录的信息？如何保护输入到智能手机上的运动或营养应用软件上的数据信息？

罗伯特·伍德·约翰逊基金会指出，当前在这方面尚无明确的法律标准。无论方案是医疗服务机构主导还是非医疗机构主导的，基金会专家建议医疗服务机构和运营商应当积极参与研究患者信息安全保护方案。基金会专家还建议为通过短信发送的个人健康信息加密，教育患者发送未加密短信的风险，指导他们限制经过未加密渠道所发送个人健康信息的范围[56]。

布雷维斯特博士设想了这样一个情景：某人将信息输入进一款糖尿病患者的应用软件里，结果软件内的资料被卖给了某雇主、银行或资产抵押公司，获得资料的这些人或机构便开始歧视这位糖尿病患者。"我们正在利用健康信息实施个人歧视，这种现象应该阻止，就像阻止年龄、性别或肤色歧视那样"，他说。"综合规则"特别提到了关于基因信息使用的安全隐私与不歧视原则，但是我们的其他信息很多都可能被用来歧视我们，而且歧视的方式数不胜数。

突破壁垒

那么，究竟发生了什么，使得医疗机构搞不定隐私和安全问题？答案也并不意外：专门技术和知识以及资金短缺。正如我们所看到的那样，随着科技发展带来环境的持续性迅速的改变，黑客和窃贼们也变得越来越富有创造性，并且更加坚定地要渗透医疗服务系统。

然而，想协助医疗机构和企业完善移动医疗安全的咨询专家也并不缺乏。事实上，据研究公司 IDC 说，全球在移动设备安全上的支出正在逐年上升，预计到 2015 年将从 2010 年的 4.07 亿美元暴增到 190 亿美元[57]。

政府监管登场，消费者提出的要求

2013 年 2 月，联邦贸易委员会（FTC）发现，超过一半的应用软件用户（57%）要么因为担心个人信息安全而卸载了软件，要么是选择暂且不安装。此外，只有不到三分之一的美国人认为他们能够管理好移动设备和应用软件上的个人信息。

作为回应，FTC 对移动平台开发人员提出了如下建议：

- 向消费者及时提示可能出现的隐私泄露，在获得消费者明确同意后才允许软件进入敏感内容，例如地理位置等。
- 向消费者及时提示可能出现的隐私泄露，在获得消费者明确同意后才允许软件访问消费者可能认为是敏感的内容，例如联系人名单、照片、日程安排、视频和音频等。

- 开发一站式的"仪表盘"，使消费者能够回顾他们下载软件所访问过的内容类型。
- 开发描述用户数据传输的图标。
- 倡导软件开发的良好习惯：要求开发人员提示可能的隐私泄露，合理执行这些要求，教育软件开发技术人员。
- 向消费者清楚地提示移动平台检测应用程序的范围，然后才能把应用软件放到软件商店供消费者下载；软件出现在网上商店后，还要对其执行符合性检查。
- 向智能手机用户提供"请勿跟踪"机制，这样当消费者在手机上使用软件时，即可选择阻止广告网络或其他第三方的跟踪。

此外，FTC 还对软件开发商提了特别建议：

- 制定保密规则，并确保消费者在浏览软件商店时能轻易地看到。
- （如果平台还没有发出提示和获得同意）及时提示，并在得到消费者明确同意后再收集和分享敏感信息。
- 加强与广告网络及其他为软件服务的第三方，例如，数据分析公司之间的合作与交流，这样软件开发商就能更好地了解正在使用的软件，然后再向消费者提供精准的提示。
- 参加自我管理项目、贸易协会、行业组织，向他们学习如何编写统一、简短的隐私泄露提示。

医学与法学双博士，Julie K. Taitsman 和联邦卫生部总监察办公室的同行们在 2013 年 2 月 27 日的《新英格兰医学杂志》上发表的一篇观点文章中提供了几条医疗机构应该遵循的"最佳做法"以便他们保护 EHR 和患者的其他信息[8]：

- 执行有力的安全措施，例如，密码保护、安装防火墙和杀毒软件。
- 要求工作人员在从一个房间到另一个房间时，使用和离开电脑设备都要签字，所有程序都要设置自动退出用户登录系统。
- 开发检查跟踪系统。
- 对所有能访问患者信息，包括背景调查的人员进行审查。
- 对所有工作人员就"适当的信息分享"进行培训。在他们离开机构后，及时注销他们访问记录的所有权限。
- 确保工作人员随时随地牢记安全规定。

医疗服务机构及其相关服务商如果希望分享到数百万美元的联邦健康信息技术经费，他们就必须加强安全措施。有效使用的第二阶段对如何使用 EHR 以获得联邦刺激法案资金设置了要求。它要求移动设备服务商和医院为移动设备的数据安全性进行风险评估分析，要求患者采用安全渠道访问他们的医疗信息，还要求移动设备或应用 EHR 里存储的数据或这类移动设备上存储的任何个人健康信息必须加密[58]。

布雷斯维特博士说，医疗机构要向银行学习，必须有正式的身份证明程序、多因素身份验证及数据交易监控。第三方公司，像 Kintera、Equifax 和 AT&T，开始提供认证服务系统，为具有安全防护和身份验证的第三方发证。

布雷斯维特博士说，医疗机构不愿利用这些第三方服务系统的两大主要原因是，他们错误地认为这些的服务太昂贵了，以及访问医疗记录需要遵守的繁琐规定会让患者拒绝接受。其实并非如此的。

布雷斯维特博士在 Equifax 工作时，他帮助设计了一个 EHR 网站。在该网站上，患者可以取回他们的医疗记录并与医生进行交流。网站使用了强大的基于知识的身份证明和多因素身份验证，他说"患者非常喜欢"。患者们说"你们终于开始重视我的敏感信息的安全了，现在我相信你们，我打算使用它了。"

在克利夫兰医学中心，我们团队对待这些问题非常认真。我们对于远程访问，采用的是双因素验证，虽然我们也在朝 BYOD 方向发展，但我们做这类事情的时候非常小心谨慎，把本章中强调安全的问题全部自问了一遍。所有设备也需要按照我们的标准配置，丢失或被盗后，设备中的数据要能够远程删除。

不过，一些小规模的医院并没有我们这样雄厚的资源。这就是为什么辛科说有些 BYOD 安全问题需要由设备生产商自己应对的原因。黑莓手机成为了数年来商界人士的首选是有原因的。他说，因为黑莓公司懂得安全风险，设计的手机能保护数据安全。安卓和 iOS 操作系统就达不到黑莓所建立的企业级安全水平。相反，使用这些操作系统的设备生产厂家似乎为了迎合消费者更喜欢新手机上花里胡哨的东西而放弃了企业级安全标准。

你会认证你的软件吗？

2013 年 2 月，移动医疗应用程序商店和评估服务商 Happtique 发布了他们自己的测试和认证移动医疗软件的标准。

该标准可供医疗机构用来评估移动医疗软件的内容、操作性、隐私和安全性。标准由来自移动医疗、医疗技术、医疗认证与身份验证项目、患者倡导组织等各界公认的专家组成的专家小组。医疗与信息技术组织以及主要联邦机构（FDA、联邦通信委员会、FTC、健康信息技术全国协调办公室等）的代表们也参与标准的制订。伦敦的测试与认证公司 Intertek 将会对应用软件进行技术评估，一旦通过了技术测试，应用软件就会被送到医疗组织去评估其内容的准确性[59]。

全国健康信息技术协调办公室

全国健康信息技术协调办公室作为主要联邦机构，负责在全美国开展协调工作以便更好地实施和使用最先进的健康信息技术和健康信息电子交流，它对用于医疗健康的移动设备管理提出如下建议[60]：

● 确定移动设备是被用来访问、接收、传输或储存患者的健康信息，还是被用作机构内部网络或信息化管理系统，如 EHR 的一部分。决定使用移动设备前先了解机构可能面临的风险。

● 使用移动设备传递机构持有的健康信息前先考虑如此做的风险。进行风险评估以识别威胁因素和漏洞。如果你是单独医疗服务机构，可以自行实施风险分析；如果你是一家大医疗服务机构的代理商，风险分析可以由服务机构和代理商实施。

● 确定一套移动设备风险管理制度，包括对隐私与安全的保护。风险管理制度能帮助你的机构研究制订并实施移动设备安全防护，如评估和定期维护已实施的移动设备保护措施，以降低风险分析中暴露出来的危险。

● 对服务商、员工和专业人员进行移动设备隐私与安全意识教育和不间断地培训。

研究、记录并实施你的医疗机构用来保护健康信息的移动设备政策和程序。下面是研究移动设备使用政策和程序时可参考的主题：

● 移动设备管理
● 私人设备使用
● 移动设备使用限制条件
● 移动设备安全设定或配置设定

给患者发短信

越来越多的医疗机构使用短信与患者交流有关健康的信息。他们最好小心一些，别用过了头。华盛顿州的研究人员评估了两条为某个活动而定订的短信, 内容是提醒家长孩子需要注射第二针流感疫苗。研究人员分析了各种各样的短信文本和它们可能会引起的 HIPAA 法规的解读, 如图 2-2 所示。

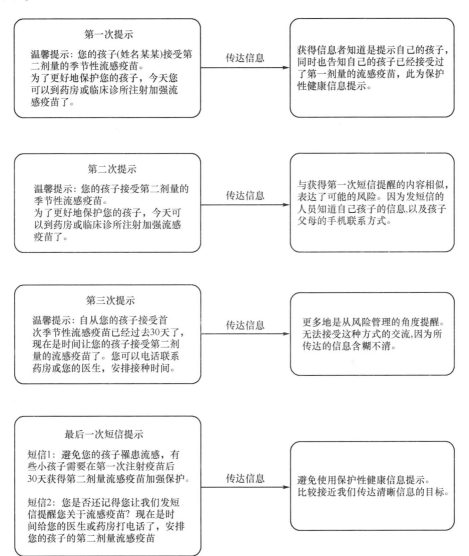

图 2-2　流感注射提醒短信

资料来源: Source: Karasz HN, Eiden A, Bogan S. Text Messaging to
Communicate With Public Health Audiences: How the HIPAA Security
Rule Affects Practice. Am J Public Health. 2013: e1-e7.

本 章 要 点

❖ 尽管移动医疗前景大好，但它面临着隐私与安全两大障碍。

❖ 障碍不仅明显地存在于电子和个人健康记录方面，还存在于大量的联接互联网和(或)无线传输数据的医疗设备方面。

❖ 保护隐私不等于保护安全。

❖ 安全措施到位不等于隐私得到保障。

❖ 就信息安全而言，医疗服务系统几乎落后于所有其他行业。

❖ 耗费在移动医疗安全上的支出还在继续高涨，上涨趋势在未来五年不可能停下。

❖ 使用自带设备访问患者信息的员工将置整个机构的信息技术系统于风险之中。

❖ 联邦在加大对与移动医疗相关的安全与隐私的监管。

❖ HIPAA 新法规扩大了隐私法在移动医疗领域的作用。

第三章　临床实践中的移动医疗：颠覆性变革

医疗消费者比医疗行业更乐意接受移动医疗。

普华永道

新兴的移动医疗：成长的道路，2012.6

　　瑞安·西斯科的姐姐是波士顿的加斯林糖尿病中心的内分泌医生。她对当前的糖尿病医疗状况感到沮丧和失望。她跟弟弟说，教会患者自己管理好糖尿病就如同在四堂 15 分钟的课内教会他们一门外语那样难。她对患者的管理不是基于他们当前病况实时信息的前瞻性管理，她所做的每件事情都是回顾性的，基于他们过去 3 个月的葡萄糖数值。不管她多么卖力地去教他们，几个月后他们就会忘得干干净净。毫不奇怪。"这些人手头都有很多事情要处理，还有家庭需要照顾……管理自己的糖尿病对他们而言实在是繁重的任务，"她对瑞安说。

　　她注意到一个现象。在她工作过的地区，尽管那里的人收入都很低，患者却人手一部手机。他们可能会把血糖测定仪忘在家里，却从来不会出门不带手机。她和瑞安就在想，何不利用手机设备来改善对糖尿病的治疗呢？

　　于是"糖尿病管家（DiabetesManager）"诞生了，它是巴尔地摩市 WellDoc 公司开发的第一款应用软件。如今，WellDoc 已经成为糖尿病管理方面的移动医疗软件应用的主要开发和供应商。

　　公司的基础产品旨在向患者提供基于血糖水平和其他临床指标的纵向实时反馈。它还能把反馈信息发送给患者的医生，并附有改善血糖管理的循证建议。

　　为了证明他们的软件获得移动医疗服务机构和医院的认同，WellDoc 将目光转向医学研究的金标准：随机对照临床试验。公司下属的糖尿病干预研究移动项目组把 26 个初级护理诊所的 163 名糖尿病患者分为了三个治疗组：①基于移动软件和网络辅导系统的患者组，参与者包括患者和护理服务诊所；

·45·

②只有护理服务诊所的门户网站；只有服务诊所的门户网站，但网站链接了护理标准和循证护理指南；③分配到常规护理服务组（实验对照组）。一年后，移动医疗和网络辅导组的患者显示对糖尿病的在临床管理有显著进步，糖化血红蛋白下降近 2 个百分点，而接受常规护理对照组只下降 0.7%[62]。

"糖尿病管家"的临床效果由乔治·华盛顿大学医学中心完成了示范研究项目进一步证实该项成果，该课题是由联邦卫生部资助的。同比一年前（12 个月），参加试验的 32 名移动医疗辅助的患者急诊就诊次数和住院天数比他们参加项目之前降低了 58%。以此为根据，美国食品与药品监督管理局（FDA）为公司颁发了 510（K）许可证，允许其销售该移动软件辅助系统和设备，是将其作为医疗设备而批准的。大多数手机都可应用该软件包，也可通过医生处方购买，很多健康保险计划也为购买此"糖尿病管家"埋单。

有了这个移动医疗辅助软件，WellDoc 具备了大规模改善糖尿病临床治疗效果的能力，这是人们求之不得的大好事，因为美国有 2,580 万糖尿病患者，占美国人口的 8.3%[64]。2010 年，全球约有 2.85 亿糖尿病患者，占成年总人口的 6.4%，到 2030 年，这个数字预计将增长到 7.7%（4.39 亿成年人），而且大部分增长是在发展中国家[65]。

WellDoc 的应用软件展示了移动医疗解决常规医疗系统内复杂而令人沮丧的问题的能力。这些问题不仅存在于临床诊疗实际工作中，也存在于医疗质量和支出费用方面。这些问题普遍存在于目前的行医模式中，因此，期望移动医疗能够打破医疗服务机构的狭义思维、鼓励患者参与，以及医疗服务机构之间的协同合作。

虽然移动医疗不是解决问题的唯一办法，但它却是帮助我们改善医疗质量、降低医疗费用的一个主要办法。换言之，把移动医疗融入现有的医疗服务模式，有可能大力推进更好地健康管理实践。

是时候改变了

如何改变一家百年老店的经营模式？这是我们在向医疗服务机构和医院推荐移动医疗时必须回答的问题，也是必须面对的挑战。让医生、护士、治疗师和大型医疗机构采纳移动医疗模式看病，这就意味着要改变他们已经习惯的临床诊疗模式，在她们的模式里，医疗服务机构和医院是在首要位置的，而患者是在第二位置。因此，我们需要改变当前的医疗模式和思维，重新认识移动医疗并解释其治病救人的意义。

简而言之，人们需要的是现在常说的"颠覆式创新"。这个词不是我们发明的，它最先出现在哈佛商学院教授，克莱顿·M.克里斯汀发表在 2000 年《哈佛商业评论》上的一篇文章，文章中把美国现在的医疗体制和系统描述为这个国家"最顽固、守旧的行业"[66]。

但是，他写道，既然颠覆性创新迸发出的"变革的力量"能将可承受性和可及性带到其他行业，那么，不可避免地也会将延伸到医疗行业。他特别提到推动颠覆性创新的三个核心因素：简化技术、创新商业模式和颠覆性的网络价值。如果设计合理、实施得当，移动医疗则能够满足所有三个条件。

利好消息是医疗服务机构和医院的抵触情绪正在减弱。伴随着智能手机、平板电脑和无线网络，这个无线那个长大的医学院学生和住院医生，已经在要求并期盼能把这些工具融入到他们的教学和临床实践中去了。在授课时我们已经注意到了这一点。在克利夫兰的勒纳医学院，全部教学课程都放在一个学习门户网站，对所有学生开放。每当研讨会内容没有及时上传到网站时，他们便会非常失望。

这一代的医生巴不得 24 小时/7 天都挂在网上，随时访问任何东西——包括他们的患者。我们见过当电脑系统出现故障后，年轻医生一下子就懵了的状况。他们呆呆地坐那里不知道该干什么了，因为他们从来没有在缺席电脑的情况下照顾过患者（这样似乎也是有问题的）。

这种趋势不可避免地在向老一代医生迎面扑来，尽管他们还处在从"电脑是个什么玩意？"向"我的电脑在哪儿？"的转变过程中。但谈及对智能手机和其他移动设备的领悟，医生也好，护士也罢，他们与其他任何人都一样清晰明确。2012 年，堪萨斯大学威奇托医学院开展了一次调研活动，超过半数被调研的医生说他们发送并接收工作相关短信，即便不当班的时候也这么做[68]。2012 年，Spyglass 咨询公司也进行了一项调查，结果显示 69% 被调研的护士表示他们在工作时用智能手机处理他们与患者之间的事情[69]。

与此同时，2012 年，HIMSS 移动技术协会的调研发现，2012 年，使用移动技术在床边收集数据上升到 45%，同比前一年增加了 30%，而现在使用移动技术监控医疗设备数据的比例是 34%[6]。

越来越多的医疗服务机构和医院已经使用短信、电子邮件进行交流，甚至还利用社交媒体群与患者互动，这种现象引起了美国内科医师协会和国家医学联合会的关注，为此，他们发布了一则关于网上医患之间医学职业素养的政策声明[70]。

声明中的一些建议如下：

• 研究制订指导方针，明确哪些事情可以进行电子交流，且这种交流只用于与患者本人。

- 保护患者私密。"分享患者信息必须坚持比家庭用互联网的安全标准更高的标准。"安全标准包括：加密或虚拟的医院信息系统代理网络连接；在家访问或使用这些信息的管理制度性政策；对手机或平板电脑的远程监控，当其遗失或被盗时可以远程"抹去"设备内的任何数据信息。
- 切勿使用不安全的公共网络和移动网络与患者或医生交流。
- 记住由于缺乏面对面口头交流特点，文字交流更容易造成误解。
- 明确并清楚自己为什么采用电子通讯手段而不用言语进行交流。

新的药店购物：洗发水、睫毛膏和鼻窦炎的诊断

　　大型药店连锁店，如沃尔格林斯和 CVS 连锁店多年来一直积极推广"迷你诊所"业务模式，它们在商店里设立了免预约的小型诊所，专业人员是具有执照的医师，他们可以向顾客提供小毛小病的诊断和治疗建议，例如，鼻窦炎、支气管炎等。但现在，他们把这些"迷你诊所"进一步虚拟化了。2012 年，来爱德公司宣布它将在巴尔地摩、波士顿、费城和匹兹堡等城市开设 58 家带有店内诊所的药店，在这些商店的诊所里，顾客可以通过网络摄像镜头向他们的医生远程咨询问诊。

　　患者及家属只需要支付 45 美元就可以获得 10 分钟的远程医疗诊断咨询服务。目前，虽然患者都是自费治疗，但是连锁店主认为医疗保险公司最终将会把这种便利远处和移动医疗服务纳入到保险报销项目中去。

电子健康档案：发生什么事了？

　　然而，要想顺利地实现移动医疗服务项目，摆在我们面前的还有一项巨大挑战：那就是电子健康档案（EHR）的现状。

　　我们认为医疗服务系统缺乏或不发达的国家反而像美国这样的现代化国家实现移动医疗计划更容易得多。听起来似乎有些矛盾，这是因为那些欠发达的国家或地区他们不需要把新技术和新的服务经营模式"硬塞进入"到现有的硕大医疗服务系统中去，这种对整体系统的变革热情就好比某人迎接自己的首次结肠镜检查那样痛苦不堪。

　　相反，不发达国家或地区却可以把移动医疗技术当做基石，在其基础上建立崭新的医疗服务系统，在本书第六章你们将会看到一些非洲国家，例如，尼日利亚、坦桑尼亚和加纳，他们正在实现这些事情。然而，在美国和其他西方发达国家里，我们先要克服对某些技术形式的本能抗拒。我们不是在谈论

"传统的"影像技术、实验室检测方法、机器人辅助手术等技术，这些先进技术往往很快就会得到临床医生的认可，并且被采用。我们现在谈论的是电子健康档案（EHR）所带来的挑战。

在过去二十年里，推出 EHR 是项复杂的工程，效果也是褒贬不一。根据兰德公司在 2013 年初发布的分析报告，兰德公司 2005 年的一份分析中预测的 EHR 所带来的生产力和质量效益并没有实现。2012 年，《美国医学会杂志》刊登的一项研究也显示了相似结果：EHR 普及率高的医院的生产力较高，但不是因为用了数字化信息系统，而是他们雇佣了更多的护士[72]。

EHR 的问题很重要，原因有两个：它会影响到临床医生对其他用以改善医疗服务质量和降低费用的数字化技术的信任；在移动医疗计划中 HER 是不可缺少的一部分，移动医疗技术必须与现有的 EHR 结合起来。

EHR 与移动医疗应用软件及其设备应该协同运作，软件和移动设备负责向 EHR 输入数据，患者和医疗服务机构利用移动医疗应用软件和移动设备远程访问并更新 HER 数据库信息。

在克利夫兰医学院里，我们就是如此做的。我们开发了一款叫"Well-Q"的软件。在患者与他的主治医生预约看病时间的前几天把 Well-Q 发给患者。他们可以利用这款软件在 iPad 上完成一项综合健康评估表，只需要花费几分钟时间。这也没什么好激动的，但移动应用软件会把评估数据直接传送患者的 EHR 数据库中，并且做上标记以提示医生注意更新内容。

例如，如果患者是位烟民，医生就会下令并教育患者戒烟，为后面预约见医生做好准备。通过把患者输入的新数据与 EHR 库里的数据结合起来，我们就能更准确地对疾病进行筛选鉴别了。所以，在软件评估患者的吸烟习惯与出现症状的关联后，医生就能更好地预测患者的患有慢性阻塞性肺疾病（COPD）的风险。

我们使用智能健康设计从患者的回答中"学习"，根据回答信息来调整问题的筛选和对策。所以，如果患者对于抑郁症的前两个问题的回答都是"否"的话，他们就不必再回答剩余的其他问题了。我们评估的其他方面还包括营养、睡眠和锻炼活动等。软件程序不仅能基于数据向医生发送提示，还能根据患者的回答向他们提供有针对性的教育内容和参考材料。例如，如果患者的反馈显示出有饮食不良问题，他们就会收到有关营养健康的信息。

当我们在一个初级临床护理中心测试这款移动软件程序超过 90 天后，我们获得了患者绝对性的支持，甚至连我们认为的可能排斥技术的患者，比如说那对 70 岁的阿米什夫妇，他们也乐意成为我们的第一批测试对象。医生也喜欢使用这款软件。他们告诉我们，使用这个软件让那些平时根本不愿和医生交流的患者现在也愿意交流了。

我们需要类似这样实用性的软件——它们不但能与 EHR 无缝对接，而且还能促进而不是打乱我们的日常工作流程，这是我们实现基于人群医疗服务模式的前提，也是此次医疗改革的基础。

我们的目标，也应该是每个医疗服务机构的目标，就是用合适的设备在合适的时间和地点用正确的形式让合适的人群得到适合于他们健康的信息。在我们看来，这应该作为移动医疗实践的指导原则。

移动医疗与有意义的使用

2009 年颁布的"健康信息技术经济与临床卫生法案"（HITECH）规定了奖励措施以及自 2015 年开始生效的抑制措施以鼓励人们使用 EHR。但是绝不应当把 EHR 仅仅用作保存医疗记录。HHS 已经发布申请 HITECH 里规定的奖励资金细则，目的就是确保 EHR 的"有效使用"。

这就意味着要使用 EHR 来提供完整准确的信息；通过 EHR 能更好地访问储存在各个医疗服务机构系统中共享的信息，以期改进彼此医疗实践的合作；赋予患者更多更好的权益，鼓励他们积极参与自我保健和家庭健康活动。

有效使用 EHR 的规定已经分期发布了，前两期已经生效。"这是将政策转为实际应用的引擎，"克利夫兰医学院首席信息官 C·马丁·哈里斯博士指出。但是，他又说遗憾的是，人们对于 EHR 的一期和二期，即采用 EHR 和 EHR 的相互操作性关注得太多。真正能够促进 EHR 和移动医疗融合发展的是后期的规定。他还告诫说"这种融合发展与设备工具无关，但它关乎的是如何重建医疗服务机构的供给系统。"

EHR 又将发生什么？

有很多原因导致 EHR 在推进实施过程中失去了发展机会，这些教训也为我们推动移动医疗提供了宝贵的经验。包括如下：

• 很多医生办公室、医院、药房、健康计划及其他医疗服务机构实体的 IT 系统不具备相互操作性，很少能够"彼此交谈"。这就限制了 EHR（及移动医疗）要实现的一个目标：改善医疗机构彼此之间、医疗服务保险商之间的医疗合作。这已经成为移动医疗领域的一个难题。普华永道一项调查发现，被访问的 433 名医生中，仅有一半认为他们所使用的移动医疗应用软件与服务功能与他们所在医疗机构的 IT 系统兼容。更少的受访者说，他们使用的应用软件能与地方医院、诊所、国家医药卫生监察系统或在其他同行的医疗机构所使用的软件系统完全兼容[30]。

此外，2012 年的 HIMSS 移动技术调研发现，130 名接受访查的 IT 专家表示，尽管他们的医生使用移动设备在患者床边收集数据的比例占到 45%[6]，但是，只有大约 1/4 的医生使用移动设备获取的数据信息可以完全整合到患者的 EHR 数据库中去，医疗信息化系统进入医疗服务行业的步伐非常缓慢，远远落后于兰德公司多年前预测的 90% 的下限。只有达到这个预期比例，才有可能显现出兰德在 2005 年报告中预测的节省医疗费用和提高质量的优势。美国大约有 40% 的医生和 1/3 的医院使用"基本功能的"EHR，而在小诊所、乡村医院、非教学医院则更是少之又少。只有很少的医疗机构没有把 EHR 单纯用作健康信息存储库或向医疗保险公司开账单的依据。

- 事实上，健康 IT 往往不容易使用。工程师和 IT 专家在设计 EHR 时没有请医生和护士们的参与进来，即便有也是极少数。所以，EHR 没能像 iPhone 那样顺利地融入人们日常生活中似地而融入到临床医生的日常工作流程中去。相反，HER 系统还需要经常中断我们的正常工作流程来满足那些繁琐耗时的任务，而且，在我们看来，这些任务并没有使我们临床治疗患者更轻松。

一位外科医生告诉我们，当他登录上医院 EHR 系统时，主屏幕上一下子出现 70 个图标，包括新生儿信息、儿科生长曲线表、鼓膜图等应用程序，但是没一个是他目前所需要的。这让他很难"爱上"这种应用技术。

- 现有的按服务收费的支付制度也无法激励医疗服务机构采用 EHR 来提高效率。至少有一项研究发现，EHR 没能够控制住医疗费用，反而增加了医院的财政支出负担[73]。正如兰德报告的撰写人在报告中所述："不从根本上改变激励制度或医疗服务模式，健康 IT 应用技术是不可能在医疗费用、质量和疗效上获得令人满意效果的。"

- EHR 也可能会导致医疗过失及潜在的患者伤害。最近的研究发现，临床医生在用电脑开处方时由于"警觉疲劳"而导致常常忽略报警提示信号，剪切和粘贴信息时也不仔细查看，并且使用"自动填充"功能来填写信息等[74~77]。

与医疗行业的很多其他事情一样，EHR 的成就远远少于人们给予它的支持。[78]

马克·V. 保利
宾夕法尼亚大学沃顿商学院健康管理教授
接受《纽约时报》的采访

因此，自从颁布"健康信息技术经济与临床卫生（HITECH）法案"以来，联邦政府已经拨款 65 亿美元来鼓励在医疗行业中普及 EHR，而医疗行业却并不那么领情，这也就不足为奇了。而其他行业的专业人士却难以理解：拒绝拿钱就是为了固守着办公室里那成堆的纸质文档，谁还会干这样的事情？

然而，如果没有这承诺给予的大笔资金支持，大多数人认为至少还要再等上 30 年甚至更长时间才能让我们落后于时代的医疗行业最终放弃那些过时的数据信息管理方式，并且最终进入虚拟的高速公路。

是的，我们还是到达在我们应该到的地方。但是如果没有 HITECH 法案，我们距离我们该去的地方将会更遥远。

若想 EHR 成功，必须具有一个自上而下应用 IT 的文化环境，视患者的治疗效果为优先考虑。

吉塔·内亚尔

AT&T 首席医学信息官、医学博士

操作平台的情况呢？

移动医疗赖以生存的操作平台是至关重要的。我们认为医院及其他医疗服务机构，例如，能提供一个类似于苹果和谷歌所提供的那种"对开发者开放式的生态环境"，那将是移动医疗十分理想的生存环境了。

这样的生态环境必须包括医疗服务机构/诊所的各个方面，从 EHR 到计费系统，再到患者使用的门户网址和云端数据储存功能，这样的话，患者个人才能在合适的时间和地点分享和访问适合的医疗及健康信息。

这个生态环境还应该允许患者、临床医生和医疗机构管理人员安全地收集数据，不管数据是从哪里生成的。目前，我们还没达到这一步，但我们正朝着这个方向努力发展，而且必须继续前进。

医生与平板电脑：苹果商店成就的搭档

医生们也许对工作站上的 EHR 兴趣不大，但他们对手上的平板电脑却爱不释手。不占地方、便于携带、电池寿命长，这些优势吸引着医生（及护士）纷纷用它来辅助治疗患者。这么做也是理所应当的。应用软件将患者床边无线设备传来的数据实时地传送给医生，使医生得到更多相关的临床资料，提高了工作效率。

　　例如，在德克萨斯州卫生医疗资源署———一家位于达拉斯的医疗服务机构，产科医生使用由 FDA 批准的 AirStrip 软件远程监控胎儿心率，而住院医生能够把患者的心电图传送到自己的平板电脑或智能手机上放大后推近仔细查看。

　　总部位于田纳西州纳什维尔的 HCA 公司旗下的医院和独立外科中心也在使用一个类似的程序，原先医生需要花 41 分钟把记录在纸质文档上的疾病体征录入到 EHR 库中，应用了这个软件后，医生只需要短短 23 秒就能完成信息录入工作[79]。

　　在 HCA 公司的医疗机构中，医生还可以使用他们的 iPad 在去诊室前检查一天的工作安排、接收住院患者的最新的病情报告、查看 X 线片和心电图、为患者及其家人提供教育和需知等事项、预测单个患者中风的风险和抗凝剂使用的安全性等。

　　克利夫兰医学中心的面积占地约为一百万平方英尺，当有患者急诊的紧急情况时，我们的急诊科医生们一边冲向急诊患者，一边用平板电脑远程访问患者的有关信息。这使得他们在到达患者床边时就已经了解到患者的生命体征、药物过敏史、临床诊疗注意事项等等，甚至还看过他们的影像资料。如此这样，医疗人员能够更快地实施干预，减少患者对昂贵特护需求，也降低了患者病情恶化甚至死亡的风险。

挑战：如何简捷操作易用

　　"EHR 窘境"凸显出了开发健康相关的 IT 软硬件专业人员所应当汲取的教训。最重要的是：要与终端使用用户共同开发，而不是将软件开发后再给他们。医生、护士和患者必须从一开始就参与 IT 专业人士的程序设计或系统管理工作。应当让他们协同工作，对需要应对的问题、IT 系统应有工具和应具备的功能等达成共识。

　　医生和护士是不会管什么是二进制和字节、计算效率或代码之类的。他们关心的是这个或那个技术能否顺利与他们的工作流程衔接起来并且显著地提高工作效率和质量。医疗人员是愿意接受改变的，前提是改变应当是有道理，并且允许他们参与指导改变现状。但是，如果该技术要求他们改变已经习惯的诊疗工作方式，而且提出的理由也不能让他们满意，或者让他们产生与自己的工作毫无关联或被动的感觉，那么这样的技术开发就不大可能成功了。

　　这种反复交流的方法能够达到更好的效果，医疗人员也愿意采纳。根据先前的经验，我们还可以说，这个方法非常有趣！

当医生和护士看到他们掌有控制权时，你就看不到他们对于使用某种技术的抵触情绪了（否则就不是这么回事了）。

阿克塞尔·内梅茨

沃达丰移动医疗解决方案

让医疗服务机构顺利地参与移动医疗的要领是：

● **保持简捷**　用智能手机发送短信是不是很容易？用平板电脑查看天气是不是很方便？在网上付费是不是很轻松？临床医生在线管理患者的健康状况也应当如此容易。IT 系统和应用软件必须直观、简洁、容易使用。这就意味着用户只需单击一下就能够访问到相关信息，而不是需要通过八个模板才能进入里面。

● **不要过度承诺**　前述那款管理糖尿病的新软件是治愈不了糖尿病的。用平板电脑访问患者的 MRI 扫描信息，也不可能让医生每周能空闲出 10 个小时来。预期务实可行的目标，这样一来，我们就不会失望或沮丧了。

● **不用讲，演示给我们看**　我们是科研人员，每天都与数据打交道。所以，只是简单地讲解某个应用软件程序能够改善患者的治疗效果，并提高工作效率是没有说服力的。就类似上市后推销新药，我们要看到的是精心设计的调查研究所提供的真实数据。调查研究必须是像 WellDoc 公司设计的那样有水准，或像发表在 2012 年《内科医学年鉴》上证明 EHR 能够改善糖尿病患者治疗效果的那个临床研究报告的水平[80]。

考虑下这个……

虽然 EHR 已被推出二十多年了，在医疗服务的实体机构系统和虚拟世界中，它们也越来越普及，由此而引发的一些有趣的问题也是值得我们去深思的：

● 如果造成一些不良事件或患者死亡原因可追溯到某个软件问题，谁来为此负责？

● EHR 界面是如何改变医生诊断和管理患者的方式？正如加利福尼亚护士协会会长黛博拉·伯格 2012 年对《纽约时报》的一名记者所说，虽然 EHR 提供了号称"最佳范例"的下拉式菜单，也的确很有帮助，但是"每位患者都是一个独立的个体。我们需要的是基于年龄、性别和其他健康因素而改变治疗方案的能力。"[78]

● 如果软件、技术系统或界面在推广使用前没有经过完整的检测，并且被证明确实是有效的，我们是不是在故意地让患者面临着潜在的伤害？这是否就是《纽约时报》的一篇文章所暗示的"实验性治疗"方式[78]？

> ● 如果发生 IT 系统崩溃、长时间停电、或存储数据被非法入侵等问题，你从哪里获取患者的资料呢？
> ● 数据的变动、更新和管理内容是如何在 EHR 内进行的？医疗机构是如何管理这些变化的？负责管理的人员是否不带任何利益冲突或偏见？
> 如果走移动医疗路线？应当把上述同样的问题再问一遍。

挑战：无法预测 EHR 与移动医疗的未来

最终，购买方，包括美联邦政府（如它的老年医疗保险制度），会要求所有医疗服务机构使用 HER 系统，并且不能只用作它们来存储患者的信息数据。当监管机构如此要求时，他们需要清楚可能会发生什么意外后果。例如，我们一直都以为让患者在网上访问自己的病历，并且与医疗服务机构的医护人员用电子邮件交流病情会减少对医疗资源的占用，但 2012 年《美国医学会杂志》(JAMA) 的一项研究结果发现恰恰相反：能够在网上看到自己医疗信息的患者去医院或采用电话问诊的次数反而增加，不管是慢性疾病或是急性疾病[81]。

我们还想当然地认为，应用技术越多，医疗失误和不良事件就会越少。然而，健康研究与质量机构 (AHRQ) 的一份报告估计，如果所有医疗服务机构都充分使用 EHR，这些医疗机构中每年可能还会发生大约六万起不良事件[82]。AHRQ 的另一份报告发现，因 EHR 造成工作流程的改变"影响了医疗服务机构与患者之间的互动方式或交流关系"，而且可能是以一种不太好的方式[83]。

2011 年，美国医学科学院 (IOM) 曾提醒过使用健康信息技术的潜在风险。尽管它承认对于健康 IT 系统是否能够提高患者安全的研究结果说法不一。例如，有些研究发现与药物相关的不良事件会相应减少，但有的结果却不是如此。EHR 也一样[84]。

上述研究报告指出，医疗服务机构需要考虑的一个主要问题是他们的 IT 系统的设计。"案例报告显示，设计欠佳的健康 IT 能给本来就复杂的医疗服务方式带来新问题。虽然与健康 IT 系统相关的风险究竟有多大尚无法知晓，但由于人机交互不良或数据丢失而导致的风险，诸如，剂量错误、未能发现危害生命的疾病、延误治疗等问题"已经造成了患者严重伤害，甚至死亡发生[84]。

健康研究与质量机构 (AHRQ) 也正在试图开发一个应用程序来应对这些风险。这个程序具有能够识别、传达并跟踪与健康 IT 相关的潜在危害和实际风险[82]。AHRQ 的一份报告指出，这种"积极地危险控制"系统具有如下的好处：

- 它使人们从只关注安全事件转为系统地关注健康 IT 系统与医疗服务系统相互作用可能产生的各种风险。
- 它拓展了人们一贯只关注"用户错误"的思维，令人们开始从整体上关注临床医生、健康 IT 技术服务商以及当地 IT 专业管理人员在不知不觉中造成的损害。
- 它激起最有见识的利益相关群体，包括医护人员、患者、医疗安全小组、医疗信息专家、IT 商业分析师、培训人员、质量保障团队等，共同追求质量的热情和使用技能提高质量的意愿。
- 它使人们可以在一个非紧急、压力小的环境里分析潜在的危险，提高了识别不可预测危险的概率。
- 它减少与回顾性分析相关的主要偏见，尤其是"马后炮式"的聪明、政治偏见、发起人偏见和决策管理偏见。
- 它能潜在地提高治疗质量和功效，同时增加公众的信任。
- 如果在追溯过程中发现危险，则需花费高昂代价实施紧急修复，而且伤害已经造成了。但实施"积极的危险控制"能减少这样的紧急修复。

最终结果可能会形成类似于 FDA 不良事件报告系统新的报告机制，让医疗服务机构和用户报告与健康 IT 相关的死亡事件、严重伤害或不安全情况[84]。

实际情况是我们并不真正知道移动医疗对于工作效率、患者安全和医疗费用支出等在整体上会有什么样的影响。但 EHR 实验让我们非常清楚技术本身并不是万能的。我们仍然需要研究如何检验移动医疗和 EHR 的应用效果。我们还需要调整研究方法以便有用的数据能够及时公布。许多随机研究从开始研究到发布结果往往需要几年的时间，等到那时候，不少与移动医疗相关的信息化技术已经又被更新和发展了，因为创新步伐一直是在不停地快速向前。

显然，我们需要建立更安全的医疗 IT 系统。IOM 的报告中也告诫过，更安全的系统的建立应当是"从以用户为中心的设计原则开始。"人类因素工程学是解决移动医疗难题至关重要的一步。不仅要懂得这个技术，还要懂得它如何影响、作用于和改变目前的医疗生态系统，这是我们拥抱这项新技术时需要重点考虑的事项。这样的系统还应该：

- 在实际和（或）模拟的临床环境中接受充分的检测和质量保证评估，由系统设计人员与用户共同完成；
- 提供方便的检索工具，使用户能准确、及时、可靠的找到数据；

- 数据显示方式简单直观；
- 提供证据以做出精准治疗决策；
- 采用自动化处理普通工作或精简工作以加快工作流程，并且不增加医护人员体能上或认知上的负担；
- 能与其他医疗机构和医疗服务提供者进行轻松的信息交换；
- 不会引起意外宕机。

总之，医疗与数字技术的首次结合（EHR）并不顺利，问题很多还错失了大量机会。如果我们不想重复 EHR 的老路，在设计和使用移动医疗的每一个软件、设备和系统时，我们都必须认真地想一想 IOM 的建议。

我们需要什么样的移动医疗系统？

如何想更有效地利用医疗资源？先回答下面的问题：

1. 我们希望系统做什么？使患者能预约医生，发电子邮件给他们的医护人员？能让我们利用政府所提供的激励措施？为患者提供门户网站实现远程询诊？更容易证明和确定患者需要的治疗方案？

2. 适合我们的工作流程和医疗环境吗？这也是很多早期移动医疗系统失败的地方——它们都是基于桌面电脑操作系统。你需要的是一个真正移动的、可能基于云端的医疗数据系统，这样的移动医疗系统能让你不管身处何地、用什么样的移动设备，都能做笔记、获取数据和实施行动。

3. 它符合 HIPAA 法规吗？如果不符合，你很有可能面临被重罚。

4. 该系统安全性如何？这不仅仅意味着有密码就安全了。它还意味着访问权限的生物验证，不同工作人员不同级别的访问权限（如前台接待员能访问患者健康数据吗？），还有自动退出系统。有些移动医疗系统能够对遗失或被盗的电脑、手机、平板电脑等实施远程数据清除。最后，还需要制订一个安全管理政策（在本书第二章中已详细探讨了这些问题）。

5. 提供什么样的培训和持续技术支持？医药行业是不存在营业时间的，你需要提供 24 小时/7 天全天候的技术支持。

6. 如果技术发生变化时，软件更新速度多快？你最不想发生的事情就是新的管理规定或临床证据出现了，而你的移动医疗系统因没能与时俱进而被淘汰出局了。

7. 移动医疗系统能否与其他实体机构，如医院、专业护理机构或药房相互交流吗？护理协调机构、可信赖医疗组织（ACO）和医疗之家都要求数字信息系统能够彼此交流并共享信息。

具体问题：移动医疗、患者参与和再入院率

我们在此之前说过多次，医疗环境的不断变化要求我们把 100 多年的历史抛在一边，进入一个新的、至今尚无统一定义的新诊疗工作模式。在很大程度上，改变正在到来，而改变来自于外界，付费方、机构雇员和医生等，他们都在推动机构管理改革。

这种外力的推动实现了基于价值的医疗服务购买方式、不断提高的质量标准、新的医疗护理模式，如 ACO 和医疗之家，以及与治疗结果挂钩的"胡萝卜"加"大棒"式的奖励补偿机制。

关于这些内容，我们可以再写上一本书来探讨移动医疗在这四个方面的优势（也许我们真的会写！），但我们现在只想重点讨论两个与医疗服务机构特别相关的方面：患者参与和再次入院率。

移动医疗缩短中风患者等候治疗时间

患者发生中风时，分分秒秒都是至关重要的。从患者发病到医生开始用组织纤溶酶原激活组织（tPA）实施溶栓治疗最多只有四个半小时时间。因此，治疗中风的最佳疗效标准之一就是溶栓治疗时间（DTN，指从中风发作到溶栓开始的时间）不能超过 60 分钟。

如果要缩短治疗等候时间，医院应该考虑采用手机短信通知医生。2013 年，旧金山的加利福尼亚大学研究人员美国神经学学会大会上提交的一份研究报告显示，在患者被送往或进入急诊科的时候，用实时短信系统召集中风急救小组比用传统的呼叫系统大大缩短了开始溶栓治疗的时间。

研究人员比较了 95 名急性缺血性脑卒中患者在传呼系统下等候治疗的时间和 46 名同样疾病患者在短信系统下等候的时间。46 名患者中有一半患者在 60 分钟内就接受了 tPA 溶栓治疗，而 95 名患者这一组，这个比例则仅为 16%[85]。

患者的参与

患者参与是美国医疗体制改革的基础。它要求患者与他们的医疗服务机构/医院合作，并且要求医护人员鼓励患者参与。这个创新观念是一些医疗机构的重要组成部分，例如，医疗之家、ACO 等。

有充分的证据表明，倡导患者参与能够提高诊疗质量并且降低治疗费用。受到鼓励的患者能够更好地执行他们的日常健康决策，更容易守约；对他们的治疗往往也更为满意，并发症发病率都会降低，生活质量也会得到明显改善[86~88]。

美国政府已经将患者参与列为有效使用的规定要求之一，医疗实体机构和医院必须满足这些要求才能获得与使用 EHR 有关的奖励政策。有效使用的要求分三个阶段，其中前两个阶段已经生效，三个阶段的要求都提及到了患者参与要求。

根据第二阶段的要求，每个诊所必须有一半以上的患者能够及时在线访问他们的健康信息，包括诊断测试结果、药物列表、出院后指导等。他们必须能下载并传送这些信息，能用安全的电子邮件与他们的医生进行双向交流。第三阶段预计将要求患者能够直接向他们的 EHR 输入数据信息[42]。

显然，EHR 是患者参与的一个重要组成部分。但是医院和临床医护人员都知道，若要达到今天所有规定质量的标准，他们必须更进一步提高信息输入功能。而移动医疗正是提供了一项重要的选择。

多项研究发现，把移动软件和技术交给患者去收集关于他们自己健康状况的信息并发送给医生，然后再接收反馈信息；这样做不仅改善了诊疗结果，而且还降低了费用[89]。正如罗伯特·伍德·约翰逊基金会首席技术和医疗信息官所述："当让人们能轻松地从他们的生活中捕获信息并与他们的医生共享时，他们就会觉得被赋予了某种权力，促使他们更积极地参与管理他们自己的健康——这种参与能够带来更好的治疗结果。"[89]它还能提高医疗的工作效率，因为医护人员把一部分工作"转嫁给"患者了[90]。

以下只是数以千种能够激励患者参与的应用软件、移动程序和移动设备中的一小部分：

交互式电子白板 圣地亚哥的夏普纪念医院是全国最早在所有病房里都安装 GetWellNetwork 交互式患者电子白板的医院之一。这个移动系统使用室内电视作为患者、患者家属、医疗小组成员之间的主要交流工具，这样一来，他们就可以分享所有的信息，包括每天的医治计划、用药情况、生命体征、日程安排、出院计划等。

"这种'白板'交流系统把电视变成了医疗小组的延伸，"夏普纪念医院负责患者护理的副院长兼总护士长苏珊·斯通说道。它还能提供患者关于身体状况的教育，测试他们对信息了解的情况，评估他们的出院意愿，播放一些安全主题的视频，例如，感染控制、防止跌倒的意识等。

"白板"系统强调，患者是医疗团队中不可或缺的一部分，甚至允许患者指定一名家人或朋友参与进来。"白板"上的内容还包括身份识别信息、预计住院的时间、测试总结、治疗程序、"每天工作计划"，以及一个供患者或其家属向医疗小组提问题和建议的栏目等。

"这种做法真正地把患者'动员'了起来，使他们真正与自己的健康信息互动起来，也真正了解自己的健康状况，"斯通说道，"我们认为患者应当是医疗团队的领头，我们通过让他们自己管理健康来强化他们的医疗团队的领导意识。"患者获得的信息越多，就越有可能参与进来。

那么，医院如何保证患者使用这个"白板"系统？很简单：他们观看到强制性的欢迎和安全视频后自然就会去用"真"电视了。

患者参与系统（PES）　这些系统将患者的所有信息收集到一个与 EHR 连接的移动门户网站，网站把根据临床症状做出的以患者为中心的临床决策建议发送给医生，并向患者发送个性化短信告知他们有关他们的治疗方案[91]。有研究评估了这些做法对糖尿病患者的影响，发现它们显著地降低了患者住院频次和医疗费用，也降低了急诊次数和相关医疗费用。[92] PES 还能改善诊疗指南中提供的治疗建议，并且，依据某项研究统计，到使用该系统的第四年，平均每位患者可节省医疗费用约 3563 美元[93, 94]。

EmmiTransition　这个系统能够自动地给充血性心脏衰竭（CHF）患者打电话，让他们评估自己的体重和其他临床指标，然后把监测结果发给医生，由医生去确认有关"危险信号"。使用这个系统的患者再次入院率得到了明显降低（从大约20%下降到不到6%）。"这有助于我们改善与患者的相互交流"哈肯萨克大学医学中心心脏科主任、Louis Teichholz 博士说。"再入院的频次与患者对他们自己病情的了解、与医生的相互交流作用及其教育有关。我们认为该系统在这方面起到了明确的作用。"[95]

Estrellita　这个远程移动医疗软件程序能够帮助早产婴儿和高危妊娠婴儿的母亲或护理人员收集关于婴儿的易怒情况、换尿布频次和体重变化等信息，以及她们自己承受的压力水平和显示产后忧郁症的指标。一名医疗服务机构的专业人员负责接收信息，远程监控护理人员和婴儿有无异常迹象。软件生产商希望将这个应用软件推广到那些低收入国家或地区去[91]。

Better Day Health　这款基于网络的软件可以使用语音识别技术在护理地点将患者所关注的事项随时地传给医生和患者，它能让患者向自己的健康记录输入有关信息[91]。

BreathEasy　这款基于哮喘疾病的应用软件用于捕获并报告患者的日常生活观察（ODLs），包括他们使用呼吸器和急救药品的频次、呼吸症状水平、生活质量和吸烟情况。医生可以在一个基于网络的控制板上接收信息，这样医生可以很快地评估出患者的状况。患者说该应用软件很好用，他们喜欢收集并查看自己的 ODL，这让他们能够更好地了解对哮喘疾病的控制和引发哮喘的因素。医生说信息"不是那种铺天盖地的"，而是对临床疾病有用的信息，有助于教育患者、提升治疗质量和调整诊断的[96]。

打开了潘多拉盒子？

推动患者参与移动医疗只可能会引起一个问题，但这个问题却让许多医生惊恐万分。普华永道和《经济学人》调查发现，42% 的医生担心移动医疗会让他们的患者太过独立了，而从医不到五年的医生有 53% 表示了这种担忧[97]。只有三分之一的医生鼓励患者用移动医疗更大程度地参与管理他们自己的健康，而 13% 的医生（24% 的年轻医生）却尽量阻止他们的患者参与。甚至连新兴发展中国家的医生对此也有抵触。

原因是医生们担心把更多的权力下放到患者手里，会降低医生的权威甚至减少对医生的需求。的确，根据普华永道和《经济学人》的调查，如果患者通过移动医疗获得了预期对自己健康的更大控制权后，就会引发"大规模颠覆性医疗模式的改变——从医生主导的治疗转向以患者当做消费者的模式。"[97]

2012 年，移动医疗峰会在华盛顿特区召开，在主题为"未来，医生也许不总是人类"的研讨会上，与会者们针对未来"还需要'人类'医生吗？"的疑问的主题研讨又推进了一步。太阳系统公司共同创始人兼 CEO，维诺德·科斯拉断言，16 年前智能电脑打败了人类超级棋手，今天的电脑所具备的"学习"能力也一样能够超越今天的医疗专业人员的认知限制和个人主观偏见。

与他共同发言的波士顿互联网健康中心主任、约瑟夫·卡瓦达博士预测，鉴于医生短缺的问题一直存在，计算机必须被充分利用，由它们来处理花费医生大量宝贵时间的日常事务，例如，做计划，甚至连检查出院情况和对患者服药指导这样的事务性工作都需要医生亲力亲为。那么，患者怎么看待"医疗自动化"？在某些方面患者更喜欢它，他说，因为他们可以想用多长时间就用多长时间，想问多少问题就问多少问题而不必感到尴尬。

下一章我们将更详细地探讨患者参与的问题。

（移动医疗）改变了力量的对比。医生对此感到担忧这也并不奇怪。

CEO 斯泰纳尔·佩德森
Tromsø 远程医学咨询公司[97]

金点子：JiffPad

　　JiffPad 让医疗服务机构的医护人员可以在办公室用他们的 iPad 为患者准备教育内容，然后把对患者的所有指导内容和背景信息保存到一个符合 HIPAA 法规的数字化文档中。这个文档可以用电子邮件发送给患者，供他们在一个安全的患者门户网站查看。购买软件的 99 美元由医疗服务机构购买，患者无需付钱[98]。

用移动医疗解决再入院率高的问题

　　2012 年，美国医疗服务保险和医疗补助服务中心开始对 30 天内二次入院的充血性心脏衰竭（CHF）、慢性阻塞性肺疾病（COPD）或肺炎患者的首次治疗医院实施惩罚制度。在未来的几年内，惩罚制度将覆盖越来越多的疾病种类，惩罚力度也会随之加大。所以，医院都在想方设法地降低患者在 30 天内的二次入院率，这个比例在所有参保患者中约占 20%，但患有以上三种疾病的患者二次入院率要高出许多[99, 100]。

　　有没有办法解决？就是被称为远程家庭护理、远程护理或远程医学的远程监控模式。患者或其护理人员从家里提供每天更新的医疗数据，目前主要采用的移动工具是电脑、智能手机或无线通讯设备。数据被传输给位于某医疗服务中心的护士或相关医疗人员，他们查看后标记出异常情况以便随访处理[101]。

　　例如，位于佛罗里达州的盖恩斯维尔一家美国退伍军人事务部医院就是使用远程监控系统将心脏病患者的再入院率及入院时间大幅度降低了一半，同时也降低了计划外的初级护理门诊访问次数[102]。

　　更多案例如下：

　　● 麻省总医院将 150 名最近入院治疗的 CHF 患者随机地安排了常规出院后护理或远程监控护理，为期 6 个月。患者将生命体征数据传送给一名护士，该护士将发现的任何潜在的问题报告给一名医生。加入被远程监控组患者的各种原因再入院率和与心脏病相关的再入院率都比另一对照组降低（0.64 对 0.73），虽然在数据上体现出来的差别并不明显。不过，这项研究并非是为了论证再入院率的降低，而是为了评估远程监控患者状况的可行性[20]。

　　所有参与研究项目的患者都说远程监控设备简单又好用，感觉到自己对健康的控制比以前好很多。大多数人认为监测时间应该再长一些。自从试验完成后，波士顿的所有合作伙伴医院都实施了这个项目。项目进行了一些改良，例如，添加一个用以增进护士和医疗团队沟通的共享门户网站、增加允许护士经医生批准后及时调整治疗方案的指令使用频次、设置主管医生在同行医生之间推荐项目、提供患者视频，帮助患者了解这个项目，并听取过去参与项目的参加者的建议和意见、创建选择后退出参与系统，让参加者能够自由选择退出项目等。

● 德克萨斯卫生资源署使用 AT&T 公司一个远程监控项目，监控 CHF 患者 90 天后，发现心脏病患者出院后再入院率降低了 1/3，从 14% 降低到 10%。患者自己使用生命体征远程监控器跟踪记录体重、脉搏和血压，用平板电脑输入数据，再用应用软件将数据传给他们的 EHR 数据库中[103]。

● 格依辛格卫生系统的监控项目是一个能够将相互作用的语音应答协议远程监控系统与病历管理相结合，减少了患者急诊次数和再入院率。一项研究项目将 875 名参与项目的医保优惠患者与对照组只接受病历管理的 2420 名患者进行对比后发现，将监控与病历管理相结合的试验组比只进行病历管理的对照组减少了 44% 的 30 天之内二次入院率。

● 丹麦研究人员对医院的呼吸科护士与新出院患者之间进行的远程医疗视频咨询项目进行评估，发现患者再入院率显著降低（干预组为 12%，对照组为 22%），患者满意度也非常好[105]。

　　显然，移动医疗，不管是以远程监控、应用软件或视频诊断等方式，还是以其他技术方式出现，它都提供了一个重要的机会，帮助医院降低高得让他们感到沮丧的 30 内二次入院率问题。

远程医疗：不仅仅是解决再入院率问题

　　远程医学不仅仅关乎再入院率的降低，它能把医疗服务带到偏远的地区，不管是发达国家还是发展中国家或地区；它也能提供从其他医疗机构访问专家的机会，并且简化医疗服务机构的服务方式；甚至它能改善对医生劳动的补偿，提高他们的生活质量。

　　例如，一家名为 Teladoc 的公司与健康保险机构合作，为他们的员工提供移动医疗服务选择。所有医生，只要经过专业认证，可以从任何有电脑的地方登录系统提供在线医疗健康咨询，免去与任何第三方打交道的麻烦并且可以直接获得报酬，并且只要他们愿意，随时可以提供服务。

　　在肯塔基州，初级保健医生威廉·"查克"·桑博里博士创建了一个服务项目，使医生可以通过他们的智能手机提供出诊服务。患者要为每一次"我的访问"支付 32 美元酬金，可以随时享受医疗咨询服务。根据肯塔基大学的一项研究显示，与传统的医生到现场看病咨询相比，大多数患者更喜欢电子远处看病方式。大部分人选择在下班后看病，90% 的咨询可能是在晚上 9 点之前。

两年后，桑博里博士预计电子看病咨询服务让他的乡间诊所的接诊能力提高了 15%，而每名患者的医疗支出费用则减少了。如果这项服务在全国推广的话，现在全国一年花在下班后看病的费用高达 90 亿美元将会显著减少；大部分下班后的求诊都是发生在费用更高的急救中心和急诊科范围内[106]。

挑战：要看到投资回报

公共健康系统与医疗服务机构需要看到他们在移动医疗中投资的回报。具体的回报可以是质量、安全性、满意度或提高财务业绩收入等，也可以是所有这四项的组合。根据我们的经验，如果方法正确的话，这些都是很有可能的。

例如，发表于期刊《循环：心血管特性和结果》上的一项研究评估了八家医院的远程医疗中风项目。在这个远程移动医疗系统里，神经学家和其他专家在一家经过认证的专科治疗中风的医院或被认可的医院（"轮毂"）向那些没有这类专科资源的医院（"轮辐"）提供远程医疗指导。这项研究中的七家"轮辐"医院和一家"轮毂"医院一年共节省总费用 358 435 美元。每家"轮辐"医院实际节省了 109 080 美元，"轮毂"医院承担了所有费用支出 405 121 美元，但如果费用共担就能够消除差别，所有医院都能够实现经费的节约[107]。

此外，这些医院比没有使用该远程移动医疗系统之前每年多收治疗了 45 名接受 tPA 治疗的患者和 20 多名接受脑血管介入疗法的患者。远程医疗系统的应用还使 114 名患者无需入住"轮毂"医院就能得到及时治疗，出院患者也比以前多了大约 6 名。

据发表在《健康事务》期刊上的一项研究报告，一个名为"健康伙伴"的 CMS 示范项目显著地节省了费用。项目涉及糖尿病、COPD 或 CHF 的患者。患者在家使用一件手持移动设备输入对一些诊断类问题的回答，例如，身体症状、生命体征、自我管理知识、健康行为等。这些信息被上传至一个基于网络的计算机应用中心，该应用中心根据风险系数将信息分级后，并且警示医护人员哪些患者需要及时干预，医护人员随后将进行电话回访并跟踪病情进展[108]。

大约 1700 名医保患者使用了这个远程移动医疗系统。分析人员将这些患者使用该系统前后做了对比，同时也与对照组的患者进行对比，他们发现研究组的患者两年里每季度的平均花费比对照组下降了 312 ~ 542 美元不等（7.7% ~ 13.3%）。把每人参加项目的平均成本（第 1 年为每月 120 美元，第 3 年为每

月 128 美元）扣除掉，这个远程移动医疗系统仍然能够为患者每季度净节约
4.3%~9.8% 的医疗费用。

在新罕布什尔州莱巴嫩的达特茅斯-希奇科克医学中心，用血氧饱和仪和
临床通知技术对患者实施手术后远程监控，一年内就为一个病区楼层节省大
约 150 万美元，因为转入 ICU 的患者减少；并且还显著地缩短了患者住院时间
和降低了死亡率[109]。

与此同时，根据大学城的宾夕法尼亚州立大学的一项研究，接受家庭监控
的糖尿病患者比不这么做的患者住院费用大幅度下降了 62.5%（图 3-1）[110]。

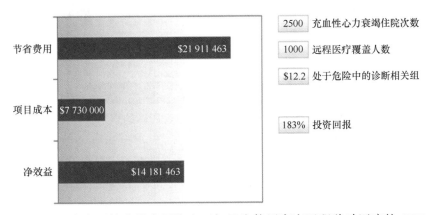

图 3-1　一个小型综合健康网络在五年里为使用家庭远程移动医疗的 CHF
（充血性心力衰竭）患者所节省费用的说明

资料来源：霍尼韦尔家庭医疗公司。慢性病远程护理管理

如果实施得当，使用理由恰当，患者应用得合适，移动医疗将有能力"拉
下曲线"，促成人们迫切希望的节省医疗费用，遏止美国和其他国家医疗费用
支出急剧上涨的趋势。

金点子：预防医学服务选择器

美国医疗保健研究与质量机构正在涉及开发移动应用软件领域。它为
IPhone 用户开发的电子预防服务选择器（ePSS），医疗服务机构能够搜寻到美国
预防医学服务工作组，并根据患者个体特征或风险因素，例如年龄、性别、吸烟
状况、性生活状况等，提出的最新的保健建议。预防医疗服务建议分为从 A（强
烈建议）到 I（证据不足的建议）五个等级。这款远处医疗软件在 2012 年的
iTunes 商店获得了五星评价。

实时巡视

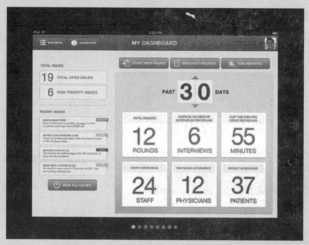

　　我们认为查房是临床医生每天早晨对住院患者所做的事情，其实医院管理人员也需要"查房"，以便随时随地掌握医疗机构的动态。于是这款名为"我的巡视"的 iPad 软件被开发出来。它为医院管理人员提供了收集特定数据的实时选择。

　　集巡访各类人员，包括病区楼层的护士、医生和患者，能够营造出一种持续进步和开放沟通的文化，"科罗拉多的 MyRounding Solutions 公司共同创始人戴夫·马歇尔说。MyRounding Solutions 为医院和医疗服务机构开发移动医疗技术解决方案，帮助医院主管规划巡视任务，取代过去基于纸张的工作方式。

　　公司开发的 iPad 软件能让管理人员随时输入他们所看到的数据，在一个可以自定义的控制面板上提供"实时"信息和即时分析。管理人员询问事先拟好的问题，例如"是什么阻碍了你提供最好的服务？"然后把回答输入软件中去。"它们还会做现场做一个小型差距分析，"马歇尔说。另外，主管人员还负责收集应该得到特别认可的机构雇员的信息。

　　医院得到的增值回报是减少了文秘管理工作和工作人员将数据输入电脑管理系统的时间，马歇尔说。其他好处还包括：标准化的问题、实时数据和调整问题的灵活性——可以每天调整，甚至每小时调整。

本 章 要 点

　　❖ 当前医疗领域的经营模式规模庞大而且充满了挑战性，但完全可以支持并促进移动医疗的发展和部署。

❖ 为移动医疗做规划时，我们要汲取 EHR 实 EHR 中的教训。"EHR 窘境"无法解决的问题但是可以应对。当我们开展移动医疗时，让我们学习过去的经验的同时，还会犯下"新"的错误，然后再从新错误中汲取新的经验。

❖ 如果移动医疗应用实施得当，是完全能够改善医疗服务质量并降低医疗费用。

❖ 临床医生的认同意味着移动医疗系统和应用软件必须简单易用，能与他们的工作流程无缝对接，并且确实能够改善诊疗结果。

❖ 对移动医疗的认可不是取决于对它的临床和经济价值的直觉性推测，而是要看能对其价值进行客观评估的高质量的研究结论。

第四章　移动医疗与患者：完美组合？

　　明天的患者是最大的改变。人们需要获得所有权，需要抓住时机、抓住数据。通过电子设备的应用，你与新药建立了关系，它在了解你，这是我们从来没有真正做成过的事情，而你在控制它。你获得了数据，得到了反馈信息，而你以前从来不曾接触过它。难道你不喜欢那些信息吗？大部分都会喜欢。难道你不喜欢参与做最后的决定吗？

埃里克·托普博士

斯克利普斯研究所基因学教授

2013 年在 NBC 洛克菲勒中心接受采访时说

　　你会选择这样一家银行吗？它不让你每天看到自己的账户信息、不让你在网上支付、不提供全国联网的 ATM 机服务、不让你用智能手机存钱。你可能不会选择它。

　　那么，医疗人员凭什么希望消费者选择不在他们自己方便的时间需要医疗服务、也不提供在线访问信息服务、不用电子通讯或健康网络方式与自己的医生交流？

　　这些医疗服务者，如果不能提供我们从其他零售业或服务行业得到的那种以人为本的服务和移动便利，也许很快他们就会发现自己将独守空空的诊室了。"我更换了给我看病的家庭医生，因为我不能和他用电子邮件交流，甚至不能给他留语音邮件"，一名患者告诉我们，"我无法在网上预约门诊，虽然他也使用电子医疗记录，但我却无法访问我自己的健康数据。"

　　欢迎体验医疗保健的"消费者化"。我们越来越希望，不，是越来越要求访问医疗服务机构应当像订购图书、计划度假旅行或网上支付信用卡那样容易和透明。我们希望想看数据的时候就能在各种平台上看到，而不是只有在医生的办公室或医院方便提供的时候才能看到。我们想知道每个诊疗程序收费是多少，医生（或医院）有多么专业，他们提供过多少这样的医疗服务？

我们想在手机上看胸透检查的结果，包括影像资料本身；我们还想通过电子邮件而不是通过电话留言、语音导航或玩电话追逐游戏的方式来和我们的医生预约后续的治疗时间。我们希望处理所有的健康事务都完全远处移动化。

根据威科医疗在 2012 年 11 月发布的一项民意测验，接受调查的 1000 名成年美国人有 80% 认为移动保健的"消费者化"是一件好事。3/4 的调查对象说他们感觉在做健康决策上有了准备，如选择治疗方案。大约一半的调查对象告诉测试人员，掌控自己的医疗过程，让他们感觉对自己接受的医疗服务质量更可控、更放心[87]。

此外，40% 的受访对象表示，在治疗经验和服务质量差不多的情况下，他们更倾向于选择"技术上更占优势的"医生。他们把"技术上占优势"定义为能够通过电子邮件与医生交流、能够网上预约挂号看病、在给患者看病时能够使用移动设备或电脑的能力[87]。

另外，还有研究发现，对于那些医疗条件不好的患者，如果不需他们自己负担费用的话，则他们更可能使用移动医疗服务[97]。

与此同时，受咨询公司普华永道委托的经济学人智库在 2012 年做的一项研究发现，在未来三年内，大约有一半的消费者希望移动医疗能在如下方面改变他们的生活：如何寻求健康相关信息；如何从医疗服务机构或医院那里接收到一般性医疗健康信息；如何管理自己的整体健康、慢性疾病和用药；如何与医疗服务机构的医护人员进行交流；如何评估和分享重要的健康信息等（图 4-1）。

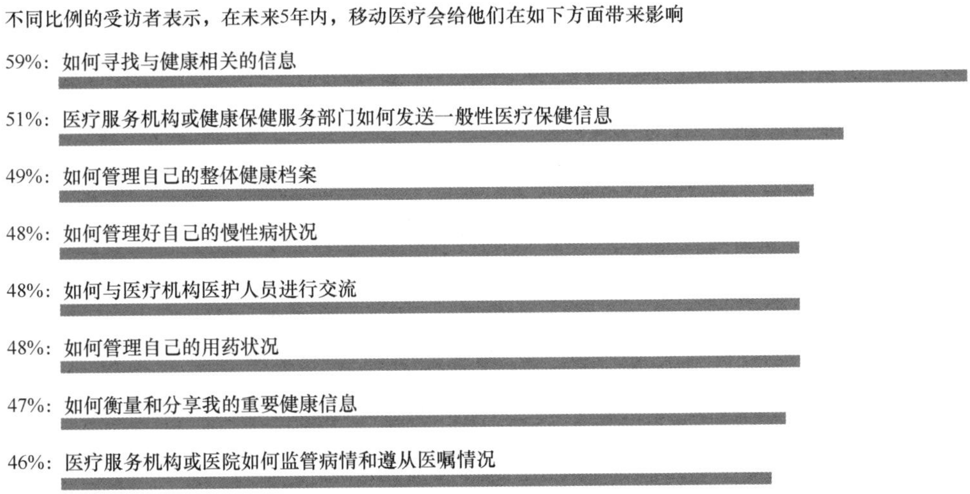

不同比例的受访者表示，在未来5年内，移动医疗会给他们在如下方面带来影响

59%：如何寻找与健康相关的信息

51%：医疗服务机构或健康保健服务部门如何发送一般性医疗保健信息

49%：如何管理自己的整体健康档案

48%：如何管理好自己的慢性病状况

48%：如何与医疗机构医护人员进行交流

48%：如何管理自己的用药状况

47%：如何衡量和分享我的重要健康信息

46%：医疗服务机构或医院如何监管病情和遵从医嘱情况

图 4-1　在 5 年里，小型综合网络远程医疗服务可能节省的费用

资料来源：经济学人智库，2012

将近一半的人希望移动医疗能够改变医疗机构或医院监管患者病情和患者听从管理建议程度的方式[97]。然而，患者想用或想更好地使用移动医疗技术和服务的主要原因是，希望能更方便也更有效地与医疗服务机构的医护人员接触、降低医疗费中自费的部分，以及"更好地掌控自己的健康"——这是向着赋予患者权利、鼓励患者参与变革方向的一大进步，也是朝着"可信赖医疗服务"目标的一大进步。

整个医疗领域正在发生的变革与20世纪80年代发生在产科病房的变革如出一辙，那时，女性变成了消费者而不仅仅是患者，她们要求生产"经验"。医院满足了她们的要求，增加了舒适的生产套间设施，提供阵痛和分娩课程，提倡母乳喂养，并允许产妇的爱人和其他家属进入产房陪同产妇等。

如今，除了提供柔和的照明、木质地板和舒适的椅子，医院还必须向孕妇提供如下医疗服务，使她们能够：网上挂号、远程参观产科楼层、在智能手机上跟踪孕程和阵痛、阵痛开始时通过电子邮件或短信方式预约自己的医生、邀请家人通过医院提供的网络摄像头远程陪同生产过程等。

这些还只是冰山的一角。

患者为什么需要移动医疗？

- 更方便或更有效地接触为我提供医疗服务的专业人员
- 降低医疗费中自费的部分
- 更好地掌控我自己的健康
- 轻松访问到从其他渠道很难或不可能访问获得的信息
- 享受更好的医疗质量服务

以患者为中心的医疗服务新模式

这块领域有巨大潜力，但你得离开网络并进入患者的（口袋）。你还得给患者真正的价值。无需反复求医不是真正的价值。如果人们以为这就是真正的价值，说明他们没有从患者的角度真正理解价值的含义。

约翰·戈麦斯

Sensato 公司 CEO

2011 年 9 月 19 日接受 HISTalk 的采访

以患者为中心和以患者为主导的医疗模式代表了医疗系统服务模式的转变——从既往以医疗服务机构和医院为中心的服务模式转变为始终把患者放在第一位的模式。

在前面章节内我们专门提到过，当前的医疗体制常常营造出这样的氛围：医疗服机构或医院**说**，患者**听**，而不是医疗服务专业人员与患者进行**交谈**；治疗失败就责怪患者；医疗服务人员不希望或不相信患者会参与对自己的治疗决策过程；当患者询问疾病的方法、了解自己的病情或要求更多时间或更多相关信息时，医护人员则表现出极少的耐心。这些情况令医护人员与患者都很受挫折。

提出医疗制度改革是基于这样一种假设：这些能够并且应该改变。新的医疗服务模式，例如，以患者为中心的医疗之家和可信赖医疗组织（参见下一部分"患者第一"的介绍），目的就是提供把患者放在中心的协调医疗护理服务（表4-1）。

以患者为中心不仅仅是为患者创造更好的医疗体验，越来越多的证据表明这种做法能够产生更好的临床效果。用新方法与患者沟通交流，能够让参与的患者与医护人员合作并取得最佳疗效。研究人员在一项研究中随机选取509名患者与他们的家庭医生或内科医生共同合作。在处理了例如性别、年龄、体重、健康状况等变量后，研究人员发现那些在医疗中被放在中心位置的患者访问专科医生的次数、住院次数和接受医疗检查的次数都明显减少了，在参与研究的一年里，医疗费用的支出自然也大大减少[111]。

表4-1　以医疗服务机构和医院为中心的医疗模式与以患者为中心的医疗模式的比较

以医院为中心	以患者为中心
各自为政的治疗	包括患者及其家属在内的治疗团队
主治医生＝把关责任人	跨越多种机构的协调医疗护理；主治医生是支持者或指导者
家长式的医疗护理	患者为中心的医疗护理
很少关注健康数据	信息技术至关重要
注重急病治疗	注重预防和慢性病治疗
很少关注费用	旨在实现以最低费用取得最佳效果的协议和医疗标准，关注医疗价值

本章讨论的许多移动医疗技术都在推动着我们去建立一个更加重视患者的医疗服务系统，给患者控制权、信息和反馈能力，以便他们更好地管理自己的健康。毕竟，如果触摸几下智能手机上的键，就能让你一眼看出你的血糖发展趋势，还能给你反馈，告诉你该如何去做，实际上，你已经获得了管理自己健康的

自主权，不必等候医生约诊就可自行采取必要的行动而改善自己的健康。

例如，你可以查看你的医疗记录，如发现某项检测结果异常而你的医生并未向你反馈建议，你就可以立即发出一封快速邮件询问这是怎么一回事，是否需要关注。

在你需要的时候，按照你希望的方式与你的医生（或治疗团队）进行交流沟通，而不是通过前台服务人员或玩电话捉人游戏的方式联系医生，实际上是把你放在了控制地位上。

移动医疗技术在促进医疗向以患者为中心、以价值为基础的模式转变上是有价值的合作伙伴。移动技术明确并指导以患者为中心的模式发展方向——建立基于社区、综合型、无缝衔接并且能够融入习惯于"按需"服务的消费者日常生活的医疗系统，从而帮助临床医护人员、保险付费方、生命科学研究机构和消费者适应这种转变。

德勤健康解决方案中心

移动世界里的移动医疗：移动技术是如何改变医疗的，2012

患者第一：以患者为中心的医疗之家和可信赖医疗组织

以患者为中心的医疗之家（PCMH）是建立在以下的六条原则上：

1. 患者与私人医生之间保持着持续性联系；
2. 医生指导的（非官员指导的）医疗实践；
3. 个性化导向；
4. 医疗效果、服务质量与安全性达到统一和协调；
5. 更完善的医疗途径；
6. 认可 PCMH 所提供附加值的报酬。

美国质量保证委员会（NCQA）根据医疗之家所遵循的十几条规定来评估他们是否符合质量管理标准。从技术层面上讲，你可以不借助健康信息技术（HIT）来运营一个 PCMH，但实际上这样做的可能性不大。你必须拥有一个电子健康档案（EHR）才可能随访并评估患者所接受的治疗，并且与患者互动，以及提供病患教育资料。我们认为个人电子健康档案是加强可访问性和交流、跟踪转诊和疗效情况、安排预约、管理处方药品补充以及其他咨询事务不可缺少的条件。

在可信赖医疗组织（ACO）里，各种各样的医疗服务机构协同工作为患者提供完整而且连续的服务，包括初级保健医生和门诊专科医生、住院部、专业护理设施和提供急诊后医疗护理的家庭保健机构等。这些服务机构模式与PCMH合作，可以在初级医疗护理机构内外为患者提供服务。你可以运营一个没有ACO的PCMH医疗机构，但是很难想象如果不包括PCMH的ACO成功的概率。

这些新的服务模式获得补偿的方式也不尽相同。一个常用方式是"捆绑式"，在这种"捆绑"方式下，ACO收取固定的全套医疗服务费用，然后根据各个服务机构所提供的服务结果分配相应的费用。另一种是"共享节约"方式，在此种方式下，医疗服务机构根据他们提供的服务获取相应的报酬，另外再按比例分享新模式下所节省的费用补偿。

目前，或许最大的挑战是我们有两种并行的医疗服务系统。按服务项目和服务量计酬的旧模式向按服务价值计酬新模式的转变，并且以一种迟疑不决、协调不力的方式前行着。这让医疗机构很为难，因为他们必须调整改变的步伐以适应变化的规则。如果改得太快，也许他们会发现原本就已微薄的利润彻底消失了；如果改得太慢，他们就无法跟上医疗服务的大变革和重组步伐从而失去在新秩序下立足的机会。

这是一种艰难的平衡。按照曲棍球传奇人物韦恩·格雷茨基的话来讲，即是：你想滑到冰球要到的地方……但是冰球到了你却还没到！

个人健康档案：了解患者健康之窗

以患者为中心将是医疗改革的一大特征。患者为自己的临床结果和健康负责是改善治疗质量和降低费用必不可少的条件，而个人健康档案和类似的门户网站则是实现以患者为中心的医疗模式的最主要条件，它们为患者提供必需的工具和信息窗口以达到为自己负责的目的。

伯特伦·S.瑞茜
高级副总裁兼首席信息官
弗吉尼亚州弗吉尼亚滩塔拉健康护理中心

在什么时候电子健康档案变成个人健康档案（PHR）呢？虽然这两个术语常常互换着用，答案还是清楚的。当患者能够访问并管理自己的EHR时，它就成了患者的PHR。基本上EHR就是被临床医生写得满满的纸质病历的电子版本，而PHR是交互式的门户网站，患者可以在网站上输入自己的数据，用这些数据生成个性化健康信息、提醒事项和建议，还可获取与健康相关的辅导资料和信息[89]。

"新一代 PHR 的优势在于它们能结合了报警、提示及其他决策支持工具以协助人们采取行动去完善健康或管理病情的能力，"罗伯特·伍德·约翰逊基金会的（RWJF）HealthDesign 计划的一份报告指出，该计划为研发下一代 PHR 项目提供资助。"这样一来，PHR 系统的研发和应用将能够促进在患者和医疗服务机构之间的轻松信息共享，并且成为动态资源。"

HealthDesign 计划的目标之一是把患者生成的被称为"日常生活观察（ODLs）"的数据合并到他们的 PHR 中。这些数据包括睡眠、饮食、锻炼身体、情绪、服药依从性等，是临床医生了解患者状况的重要信息；从评估治疗效果的角度而言，它们对患者的重要性往往超过我们平时依靠的各种生化检测和 X 线摄影等。

为了这个目的，政府设立项目出资鼓励机构把 ODLs 并入 PHR 和 EHR 以改善健康决策。"对 PHR 的最终检测不是它所储存了多少数据，而是使用这些数据做成什么事情，"罗伯特·伍德·约翰逊基金会的"健康技术动议"全国项目主管大卫·埃亨博士说[89]。

一旦成功，PHR 就能增进健康。研究人员在一项研究中评估了 10 746 名患有 2 型糖尿病成年患者的病历，这些患者至少看过两次他们的主治医生。研究的目的是想看看 PHR 与高质量的治疗结果之间有无关联。他们发现 PHR 使用者对糖尿病的管理表现有着更好的掌控，比如，他们可能会检测两次糖化血蛋白值，最近一次结果比不用 PHR 的患者低 1/3。不管患者使用 PHR 的频率是多少，都会产生良好的效果[112]。

他们愿意分享数据吗？

2013 年初，《美国医学信息学协会杂志》刊登了一项研究报告，在报告里研究人员询问 30 名患者，他们的 EHR 里哪些数据是否愿意与人分享？结果显示超过 75% 的患者愿意与他们的主治医生分享 EHR 里的所有信息，但是大多数患者表示如果档案里含有敏感的健康信息，他们不愿与其他医疗服务机构分享，而且没有一人愿意与医疗保险公司、政府监管机构或其他非医疗服务机构分享他们的健康数据[113]。

HealthDesign 计划还发现，患者关心他们访问数据的方式是否方便灵活超过他们对隐私的关注。因此，他们愿意在隐私上做些让步以换取访问数据的捷径，就像他们访问自己的银行信息那般方便一样。

大部分医疗技术的重心还是放在临床医生上，关注的仍然是医院和诊所。我们现在要把讨论的内容转移到患者家里来。

帕特里夏·弗拉特利·布伦南博士
HealthDesigh 计划全国项目主任、注册护士

令人遗憾的是，根据本章开头讨论过的威科医疗的那次调查，仅有 20% 的调查对象能够访问他们的 PHR[114]。

这正是注册护士 Marcy Mishiwiec 这样的医疗保健管理者们试图改变的状况，Marcy 是加利福尼亚州圣地亚哥市夏普医院后勤服务的主管。夏普医院是全国第一批落实 PHR 的医疗机构之一，如今它的患者有 1/3 使用了 PHR。

MySharp 软件将患者连接到 EHR，让患者安全地发送电子邮件给他们的医生或护士、进行网上预约和查看检查结果。它还向患者提供包括有他们的最新生命体征（例如，体重、血压、既往过敏史、疫苗接种史等）的健康概况，并允许他们打印接种记录、在线请求查看信息和指定代理人查看他们的健康记录。由于夏普医院是垂直一体化的医疗管理系统，患者因此能查看他们的用药信息并通过他们的 PHR 要求续药。

建立一个 PHR 不是简单地像对患者开放 EHR 那么容易，Mishiwiec 告诫道。你得考虑一些问题，如"对谁开放"，是只给患者看？还是允许他们指定的代理人看？是否对青少年开放吗？他们是否可以阻止自己的父母或监护人访问他们的信息吗？还有，对患者开放哪些内容？例如，该不该让他们看到临床记录和病程记录？如何核实（和保护）患者的身份和信息？

你不仅要考虑"联邦健康保险流通与责任法案"即 HIPAA 法规，还要考虑各个州保护隐私和管理医疗信息发布的政策法律。例如在加利福尼亚州，可能预示有恶性肿瘤的试验结果，哪怕是一个有疑问的巴氏检查，都是不允许通过电子通讯方式或电子邮件发布的。查看信息的患者会看到一行提示告知他们，如果没有收到关于最新情况的电子邮件，请联系他们的医生。不过，大部分 PHR 系统在医生没有审核之前是不会发布结果的。

是改变模式的时候了？

当前对于 PHR 的主要做法是把访问权给予患者。但如果我们反过来想会怎么样呢？如果我们把患者放在中心位置上，使患者成为信息生态系统里的主人，让患者决定哪些医疗机构并且可以访问 PHR 将会怎样呢？如果让所有数据都自动进入患者的 PHR（毕竟那是他们的数据！）又会出现什么呢？如果这个模式真正地把患者放在控制者的位置上，也许会加快我们医疗变革的步子。

不管 PHR 有多么好，如果患者不去用它，它也毫无价值。夏普医院发现让患者注册使用 PHR 最有效的办法是让他们的医生推荐使用，然后让患者在工作人员的帮助下在医生办公室完成注册。注册程序必须快速、简单而且直观，Mishiwiec 说。如今，夏普医院的患者可以在 2 分钟内就完成注册，该医院的门诊患者有大约三分之一已经注册了，这个比例在医疗行业内算是相当高了。

在克利夫兰医学中心，我们的做法更加积极。所有来我们医学中心看病的患者会被自动激活他们的 PHR。这种在注册后可以选择退出的模式大大增加了我们对 PHR 数据的采集和使用。

这么做还是不够。根据我们从患者门户网站和 PHR 得到的经验看，我们越来越清楚地意识到，PHR 的真正目标不应该只是让患者注册，而是要让患者积极、大量地使用它。

通过一些有效的做法，我们发现患者接纳 PHR 要经过几个阶段：从知道到注册，再到积极使用它。因此，我们需要创建几个与 PHR 连接的过程，把他们"黏住"，吸引他们一周内几次查看它，就像他们每天查看天气软件或 Facebook 账号那样。

这就意味着 PHR 必须成为移动医疗体验的一部分，而不仅仅是给医生发发邮件而已。当有事发生时，你应该能立即写入数据。如当你感到头晕时，你就应该能够进入你的 PHR 记录晕眩发生的时间和晕眩时你正在做的事情。这些信息都有助于医生诊断和治疗。同样的，你应该每周一次把你的体重数值输入 PHR，然后，作为对你输入数据的回报，你会立即看到一个记录你某段时间体重的图表。PHR 应该包括饮食日志和运动量监控，能发送续药、注射流感疫苗、检查乳腺等提示语言，甚至能提供社交网络地址，让你与在同一诊所看病的其他患者互动，当然前提是如果你愿意的话。

个案研究：蓝键钮计划

联邦政府的蓝键钮计划类似于一个关于监测胆固醇的 PHR。自 2012 年 8 月起，超过一百万的退伍老兵、军人家庭和医保受益人下载了这个应用程序。目前，私营医疗部门也在推动这个程序的使用。

美国退伍军人事务部（VA）开始的这个计划，其目的很简单，VA 前首席技术官彼得·莱温说，就是让退伍军人能够以最快捷方式下载整个 EHR 信息资料。

2010 年，第一个版本的蓝键钮计划发布，这是一款非常简单的程序，不过是将老兵的个人和健康信息数字化。虽然它当时没有与老兵的 EHR 结合在一起，但是，莱温知道，那只是时间问题。一旦你向患者提供信息，他说，城堡就已经被突破，剩下的"医学数据之城堡"也随之会坍塌。

如今，VA 是美国唯一一家向患者开放全部医疗记录的医疗服务机构，患者能看到"我们知道的所有关于老兵个人的信息"，莱温说。

用户能看到人口统计信息、活跃问题的信息、入院和出院小结、病程记录、所有试验报告、生命体征和读数，以及病理、影像和心电图的报告。他们还可以通过综合日志软件写入数据，如饮食、体能活动等。蓝键钮软件并入 VA 的连续性护理记录，该记录含有以 XML 格式存储的个人重要健康和医疗信息，也可以在各种操作系统平台上查看。这么做的目的是为了确保治疗的延续性，避免因为转诊而引起的问题。

在美国，这些做法得到联邦强制遵循的"有效使用"规定的支持，因为制定"有效使用"规定的目的就是为了促进 EHR 从单纯的存储工具转变成为能改善患者治疗过程、提高患者参与度和改善治疗结果的综合平台。为实现这个目的而做的努力贯穿于临床规定的各个阶段，根据 2011 年底生效的第二阶段规定，患者应该不仅能够访问自己的医疗信息，还应能传递和下载信息。第三阶段的规定预计会要求患者能够将他们的数据写入图表。

私人公司和研究机构可以自由地使用蓝键钮图像和软件以开发相关的兼容程序。如诺斯罗普·格鲁曼公司开发出一款能在手机上显示蓝键钮信息的移动应用软件，Humertrix 公司推出可以用个人智能手机或 USB 设备自动访问、并下载蓝键钮上的记录的一套移动程序，这套程序还可让用户用"推"或"拉"方式将这些记录直接安全地转存到某个医疗服务机构的平板电脑或普通台式电脑上。

为了鼓励技术公司把技术与移动医疗技术融合起来以赶上蓝键钮引发的这股浪潮，全国健康信息技术协调员办公室发起了"蓝键钮承诺"行动，已经有 450 家合伙人加盟。这些合伙人要么是数据持有者，要么是具有公众影响力而且能发挥健康宣传作用的非赢利性组织。行动的目的之一是推动加盟伙伴使用统一格式来处理患者数据，以便用户可以在各种移动平台上查看，并且能通过第三方应用程序访问蓝键钮数据，如此，就可以省去每次查看都需要登录或手动下载后才能访问的步骤。承诺的基本内容是："使个人成为自己的健康 IT 的合伙人。"

莱温说，我们的目标是使所有的健康和医疗信息都能以一种自动的、可相互交换的运作方式进出蓝键钮软件。这样一来，续药指令由软件发送给医生和药房，预约提醒也由软件送出，临床检查结果也可自动显示，记录跑步者的心率、测量糖尿病患者血糖水平的传感器也能自动将数据传入软件程序。

"我们将为改善医疗结果、降低医疗费用而提供一流服务，让人们乐意看到医生，"莱温在谈论蓝键钮时说道，"给他们信息就能做到这些。"

此外，移动系统也在努力地对患者开放他们住院的实时数据。有几家大型医疗系统，如克利夫兰医学中心，正在朝着"开放的 PHR"目标努力，以期向患者提供访问全部内容，包括医生和护士记录的权限。为什么要这么做呢？

因为患者想得到，患者喜欢他们的信息，而且这样做也有助于改善治疗质量。

"我们对于患者个人门户的愿景是使所有患者都能够轻松地激活他们的账户并拥有参与治疗的必要工具，"克利夫兰医学中心内科医生、Lori K. Posk 博士说，"给患者访问权限，让他们看到所有临床检查结果和医生的笔记，能让他们全面了解病情并积极参与治疗。利用患者门户网站建立一个透明的文化氛围，最终会改善我们医疗服务的质量和安全。"

2012 年 10 月 2 日，一篇刊登于《内科医学年鉴》上的论文记录了 OpenNotes 的研究结果。OpenNotes 是一项"准临床试验研究"，该项目包括了马萨诸塞州、宾夕法尼亚州和华盛顿州的 105 家初级医疗护理机构，以及能够在看完病后在线查询医生记录的 13 564 名患者[88]。

一年后的调研，87% 的患者至少查看过医生的一次记录。在这些查看过一次记录并完成干预后调查的 5391 名患者中，有 77%～87% 的患者表示开放医生的治疗记录使他们感到对自己疾病的治疗更有把握。其他发现还包括：

- 服药患者中，查看医生记录的有 60%～78% 提高了服药的依从性；
- 20%～42% 的患者与他人分享了他们的诊疗记录；
- 26%～36% 的患者担心自己的隐私被泄露；
- 1%～8% 的患者说医生记录的内容引起了他们的困惑、担心或反感。

该项研究结束时，几乎所有患者都希望能够继续访问医生的记录，大多数患者表示能否看到开放的记录将会是未来选择自己医生或健康保健计划的一个"重要或非常重要的"因素。

最初，医生们担心让患者看到记录会扰乱他们的工作流程，引起患者的困惑和担心。现在看来，医生所担心的事情一件也没发生。相反，许多患者表示开放的记录加强了他们与医生彼此之间的关系，因为增加了信任、透明和交流，而且患者似乎更加"积极或主动"地参与疾病治疗了。事实上，医生的记录能促使一些患者的行为发生变化，例如，有位患者说当看到医生对他的描述为"轻度肥胖"时，他立即报名参加了减肥中心，开始每天锻炼身体了。

85%～91% 的医生认为向自己的患者开放记录是一个好主意。在克利夫兰医学中心，我们也同样向患者开放医生的记录，证明了类似结果。我们的主管领导明确表示，我们的目标是给患者一个完全透明和公开的医疗记录，因为我们认为"患者是第一位的"。

在这些方面，我们知道我们模式是独一无二的，但这种"独一无二"的地位不会长久。当然，我们仍然听到来自全国各地、甚至世界各地的同行们和患者谈论医疗服务机构或医院方面对于让患者"看到所有的医疗记录"的抵触情绪。的确，有些实质问题还需要通过细致的讨论、教育和周到的实施来解决彼此的误解。但是，令人开心的是，开放诊疗记录的模式似乎越来越受追捧。我们相信，这种模式一定会给患者及医疗服务机构和医院都带来显著的好处。

开发个人健康档案？须知 5 件事

圣地亚哥市夏普医院负责后勤服务主管 Marcy Mishiwiec，也是注册护士，她提出以下建议，供健康计划和医疗服务系统在发展自己的 PHR 时参考：

● **让人人参与过程**　这意味着医院的每个部门，从法规到临床，从管理到信息技术，都需要参与。需要把所有人召集到一起。"这不是发发电子邮件就能够说明白的。"一些简单的事情，譬如自动安排工作日程，得需要七个部门协作才能完成。

● **使用高性能的管理技术，如 Lean 或 Six Sigma**　这不仅能够确保了过程一致性，而且提供了一个路线图。例如，"在制订出最新的工作流程之前，我们是不会让任何人对流程计划说三道四的，因为只有流程出来后，我们才知道哪些人员会被涉及。你需要明确你所需要自动化的东西，然后你才能将其自动化。"

● **把内科医生纳入所有委员会之中，确定医生中领导者**　"他们是决定你成败的关键。当患者向他们咨询 PHR 时，如果他们爱理不理，那你的计划就完蛋了。"

● **将眼光放长远**　这不是三四个月的工程，而是一个"渐变"工程。"技术只能偶然改变行为，"她说。你还得为长期培训和辅助支持做好准备。

● **把患者纳入计划**　夏普医院与患者和医生一起组织起关注小组，确定哪些是最重要的问题特征。不要以为只有年轻患者才愿意使用这个 PHR 系统，夏普医院的用户中有大约 40% 的患者是 50 岁以上的群体，还有相当一部分人已经超过 80 岁了，她说。

马来西亚婆罗洲的基于网络的 PHR

不是只有像美国这样的发达国家才有 PHR，它的价值是世界公认的。在马来西亚，位于马六甲的多媒体大学科技信息学系的研究人员正在为像婆罗洲这样的偏远地区用户开发基于智能手机和网络双功能的 PHR[115]。

他们的目标是能够追踪与健康相关的所有信息，把它们记录在 PHR 里面并保存。用户可以通过互联网上公开的信息进入储存的所有信息。用户向智能手机的 PHR 输入一个问题或症状，再上传至网络上的 PHR 账户。然后"文件信息处理器代理"使用数据库或本体就可以搜索相关的关键词。

举例讲，某用户位于马来西亚的马六甲，当他输入"发痒处"时，查询的结果可能会包含"空气污染"这样的词汇。因为发痒可能是对空气污染物的过敏症状。查询接下来进入缓存代理，缓存代理会查看有无本地存储的相似信息，例如，处于同样地理位置的其他人是否报告过类似症状。查询然后再被转到谷歌上去，在搜索了几百万的网页后，排在前 20 名的结果显示出来了。显示出来的这些信息被重组并存贮到 PHR 的一个桌面上，PHR 把搜索情况通知用户。例如，PHR 可能会提示并预警那个地区有空气污染现象。这个信息然后再被存储到用户的手机 PHR 上。

患者希望从个性化健康档案中得到什么？

健康研究与质量机构在调查了 84 名患者和 49 名护理人员后发现，将近 80% 的患者和 84% 的护理人员每月至少使用一次 PHR[116]。他们对 PHR 特别感兴趣的地方是：

- 健康档案的构成，如药物整合（91%）、药品的副作用、安全性和病史冲突（78.5%）
- 访问和交换健康信息（医生、实验室和医院记录）（90%）
- 提醒预防性检查和例行卫生保健的电子邮件提醒器（84%）
- 健康指导，包括临终关怀和生前遗嘱（79%）
- 与健康计划交流关于索赔、合格性、权益、事先授权等事务（75.8%）
- 网上日程表和提醒事项（74%）
- 个性化的健康教育（71%）
- 享受社区服务权益（69%）
- 医疗费用管理（57%）

建得好，自然会有人用

移动医疗融入患者-医生关系的机会极大。根据皮尤互联网与美国生活项目发布的报告，截至 2012 年 12 月，87% 的美国人拥有移动电话，大约一半是智能手机[112]。报告还发现年龄在 18 至 29 岁之间的移动电话用户中，有 42% 使用电话查询健康信息，同比 2012 年上升了 29%[112]。显然还有增长的空间。

皮尤的调查还发现，虽然有将近 70% 的调查对象说他们一直在关注自己或家人的健康数据，但每五人中只有一人是使用数字化技术来了解数据的[117]。

根据另外一份对 99 名肾移植患者的调查，虽然 90% 的患者拥有手机，但却只有 7% 的患者知道能用手机远程监控他们的病情进展。但是，有 79% 的患者表示，如果不需他们花费一分钱，他们愿意使用这样的远程移动监测系统[118]。

还有一份皮尤报告显示，只有 19% 的智能手机用户说他们下载过健康软件，主要是为了记录他们的运动或监督他们个人的饮食[32]。正如报告撰写人在一次采访时说的那样，消费者中如此低的使用比例是"令人吃惊"，要知道有那么多的软件可用。她说，在皮尤不断询问关于健康应用情况的三年里，需求状况"基本持平"。

我们把这个视为对你们技术开发人员的直接挑战！我们需要你们开发出更多吸引人、并能够满足用户需求的、简单易用并且能长期融入到人们生活的移动软件。现在，动起来吧，还可以让梦想成真吧！

用药方面：移动药品供应

将近一半的美国成年人每天至少服用一种处方药，而每五人中就有一人服用三种或以上的处方药，每十人中则有一人服用五种或以上的处方药[119]。曼哈顿研究公司的一项研究发现，三分之一患有慢性疾病的网络消费者和 38% 的护理人员希望得到网络或移动医疗支持来管理他们的用药情况[120]。

于是，像 Lowestmed 和 GoodRX 这样的移动应用软件应需而生了。有了它们，你就可以用你的具有 GPS 定位功能的智能手机搜索本地区的药房，找到价格最便宜的处方药。还有药房自己的应用软件，能让你查看你既往的处方历史，扫描用药情况以续补药品，还能帮助你根据药片上的印记和药品的颜色等特征识别药品的类型。

制药企业也已开发出了自己的移动应用软件帮助人们管理健康。例如，默克公司向偏头疼患者提供了一款免费的 iPhone 软件帮助他们记录头痛情况，包括头痛发生的时间和地点，引发头痛的原因和严重程度等。

同时，勃林格·英格翰公司也在试验一个数字化健康管理服务项目，旨在为糖尿病患者提供个性化健康建议和远程数字化辅导支持。

这些举措让人们想到关于医药应用软件的一个重要问题：消费者应该知道这些软件的背后是谁，他们的信息是否被用作药品的营销目的，另外，这些数据是否准确和公正。

改善依从性

很多医药软件开发商把提高药物使用的依从性作为开发软件的目的，因为药物依从性是一个世界性难题。只有一半的慢性疾病患者能够坚持长期治疗。这种对药物的不依从增加了身体不适的风险，如威胁生命的并发症，降低生活的质量，过早死亡等。它也增加了医药费用支出，每年增加的直接和间接医疗费高达 1770 亿美元[121]。

此外，在按质量付酬的补偿制度下，医疗依从性更具有重要意义。因此，开发出有助于患者提高依从性和有助于医疗服务人员了解患者依从性的应用软件，将会产生显著的效益。

市场上有一款名为 Memotext 的产品，将短信提醒和交互式语音提醒结合起来提醒患者按时服药。另一款产品 AdhereTech 特殊药瓶，它能够跟踪和记录剩余药物数量并无线传送数据给临床医生，它还能发送提醒给患者以提高治疗的依从性。

还有一种叫 GlowCaps 的智能药瓶（沃尔格林与其他药房也都有售），它的瓶盖具有通讯功能，能发送信号给一只小灯泡，到患者该吃药的时间时，灯泡就会闪烁。GlowCaps 还能通知药房续订吃完的药品，给患者和医生每月发送一份含有激励内容的报告。需要再次说明的是，此类设备的研发通常都是由制药公司提供资助的。

研究发现这些方法相当有效。Cochrane Review 团队研究了手机短信对帮助 HIV 病毒携带者坚持抗病转录病毒治疗的效果，他们发现每周发送简短信息提醒患者一年后，不依从的风险率降低了近三分之一，治疗失败的风险降低17% 。另外一项实验评估了不同发送时间间隔和不同信息长度对提高依从性的效果，发现每周发送的信息不论长短，其效果类似。有趣的是，每天发送短信和不发短信对依从性的改变并没有明显区别[122]。

根据一项由微软（个人健康跟踪平台 HealthVault 创建者）资助、约翰·霍普金斯大学实施的临床研究项目，这项技术提高了青光眼患者药物治疗依从性16%（从 51% 提高到 67%），而没有收到任何干预的对照组则没有明显改善[123]。

其他正在开发中的应用技术还包括：嵌入药物的可消化无线芯片，它能把依从性数据直接传输给医生；包含药物的植入器，它在接收到无线信号后可以在特定的时间注射药物[124]。

这些移动技术都能显著节省药物支出和减少，因为不尊从医嘱可能会导致的严重的副作用。因此，医疗保险公司和医疗服务计划要么已经是在补助它们，要么正在考虑补助这些方法。经济学人智库的一项调查发现，发展中国家 37% 的医疗保险公司和发达国家 25% 的医疗保险公司都给这样的移动医疗技术提供了相应的补助[97]。

个案研究：默克·雪兰诺公司

总部设在瑞士的默克·雪兰诺公司是一家市值高达 86 亿美元的全球制药公司，专营可注射的生物制药。对于已经不在专利保护之列的一些药品，公司并没有把它们甩在一边，而是转向移动医疗技术重现它们的商业价值，并把重点放在药品依从性而不是公开销售上。正如默克·雪兰诺英国与爱尔兰公司的副总裁兼总经理丹·考沃林告诉普华永道的研究人员所说，戏剧的一半脚本还没填写，一半脚本则还没有用上。公司开发出一款蓝牙移动软件，该软件能跟踪所有注射药品并将使用信息发送给呼叫中心。如果忘记注射，患者就会在 30 分钟内收到护士打来的电话。自从实施这个项目开始，公司在其覆盖的地区赢得了超过 50% 的新患者，在静态生长激素市场的份额增加了 38%，尽管实际工作量翻了一倍，但是所需要的雇员总数反而下降 20%[125]。

应对假药问题

移动医疗在制药领域的另一重要作用就是减少市场上销售的假药数量，据估计每年假药销售额在 750 亿~2000 亿美元，导致发病率和死亡率的显著增加[97]。用来应对这个问题的新移动医疗技术来自于法国移动电话公司 Orange。患者或医疗服务机构的医护人员将药物上的编码发送短信至一台中心服务器后，会立刻收到回复告知他们的药品真假。这个远程移动系统正在肯尼亚进行测试，目前还需要资金支持。

移动医疗改善健康与慢性疾病管理

慢性疾病在这个国家呈现爆发趋势——近一半的美国人患有一种或以上慢性疾病，例如，糖尿病、肥胖病、心脏病。因此，慢性疾病成为了推动移动医疗发展的主要因素之一，克利夫兰医学中心健康研究所所长迈克尔？罗伊森博士说。"有两大事实让我们不可避免地归结出这样的结论：我们必须将医疗服务延伸至医疗环境之外的患者，"他说。第一个事实是逐年上升的医疗费用，要么导致医疗服务成为限额供应，要么导致人们不得不放弃治疗；第二个事实是许多美国人糟糕的生活方式，如营养不良、暴食暴饮、缺乏锻炼和压力控制、吸烟习惯等。

像吸烟这样直接接触有毒物质的行为，是造成全国 70% 的慢性疾病的发生和流行。他说："因此，我们期望控制医疗费用的唯一办法是减少慢性疾病的大规模爆发，而减少慢性疾病爆发的唯一办法就是防患于未然，或将医疗服务延伸至医院之外而改变目前的现状。"

因此，不借助一些保健和健康类的移动医疗软件，要想扭转这种局势几乎不可能。大量的保健软件声称能够帮你减肥、跟踪你的锻炼情况、评估你的睡眠模式等。2012 年中，苹果 iTunes 商店提供 13 000 多款有关健康类应用软件，约70% 是针对消费者的健康和健身而开发的（图4-2）[126]。但是，它们到底有多是管用呢？

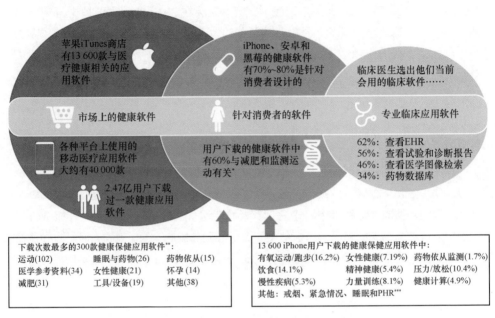

图 4-2　iTunes 有关健康保健的应用软件

* 截至 2012 年 3 月，iPhone 和安卓的合并数据："移动医疗的应用：2012 年研究"，Verasoni Worldwide，2012. 8

** 来源：Dunbrack L. "移动医疗第二波：移动医疗的战略方案与投资"，2011. 12，IDC《健康见解》

*** PHR = personal health record. 来源："对苹果 iPhone2012 年消费者健康应用软件的分析"，《移动医疗新闻》，2011. 7. 11

发表于 2012 年《美国预防医学杂志》的一篇研究报告显示，使用个人数字化助理设备（PDA）控制食物摄入，并且每天接收反馈信息的超重成年人比那些使用 PDA 或纸质日记本只简单地记录饮食的超重者更具有持久性，减去的体重也更明显[127]。

另外还有一项研究对一款智能手机移动医疗软件的效果进行了评估。这款软件提供患者辅导、供患者和医疗服务人员相互交流的安全信息中心，以及附加了糖尿病信息、学习资料和日志本的 PHR。医疗服务人员可以看到已经根据医疗护理标准和临床指南分析过的患者数据。患者把糖尿病数据输入到软件中去，然后就能收到根据个人情况和数据分析得出的反馈讯息。他们还能每两个半月收到一份电子版激励方案以支持他们的自我管理，并且用作访问医生前的"访前"小结。

干预组患者的 HbA_{1C} 值，不管其初始值是多少，在 12 个月的时间里下降近 2 个百分点，而常规治疗组只下降 0.7%，对一年时间来说，这是一个巨大的进步，极具临床相关性。

那么，所有这些软件共有的问题是什么？那就是消费者前面下载随后就忘记使用的问题。它们不像你的银行那样能"黏住"你。它们就是无法让患者保持积极参与的劲头，或者不能提供足够的价值吸引我们一次次地回头。所以它们失败了。正如 AT&T 的移动医疗与制药公司移动产品部执行董事 Eleanor Chye 博士在一次采访中所说，重心必须是从捕获数据转移到使患者能够"用它做些什么"上来[128]。

这正是克利夫兰医学中心对罗伊斯博士开发的 Enforcer eCoaching 程序所做的事情。设想很简单：参与者把他们每天的体育锻炼、营养模式、戒烟努力情况等最新信息用电子邮件发给他们的"辅导员"，然后收到个性化的反馈，对于好的健康行为给予鼓励，对于不那么好的健康行为提出温和改正建议。迄今，针对糖尿病、高血压、减肥和戒烟的程序已经使用了 6 个月。

试验结果棒极了，他说。在即将发表的研究论文里，他写到在 26 周时间里，使用电子辅导小组的成员体重均有下降，戒烟组戒烟成功且没有复吸者高达 84%。

在未来 5～10 年里，这个应用程序在医疗保健系统中人人都可以使用，他说。他还设想把它与 EHR 结合起来，促进临床诊疗环境中的预防性医疗普及。

电子辅导之所以管用，罗伊森说，是因为参与者收到的积极性反馈里包含着内在的奖励。当参与者开始看到真正的进展时，这个进展本身就变成了奖励。

开发完美的应用软件

无论是给医疗服务人员使用，还是给消费者使用，完美的应用软件应该是这样的：

- 安全而且隐私
- 可相互作用

- 使用性能直观
- 便于携带，可跨越平台使用
- 融入 EHR 与 PHR
- 可无限传输数据
- 基于用户需求而不是开发者的需求
- 接受目标人群的实践检测
- 满足个人需求
- 成为你个人生态系统，如 Facebook 的一部分

金点子：Tictrac 软件

并不是只有医护人员为应用和管理移动医疗设备所生成的数据而头痛，想想那些可怜的消费者吧，手机上的 45 个软件个个都在收集关于她的情绪和生理健康的数据。

还好，TicTrac 软件出现了。这款软件集合了各种第三方服务，譬如 Runkeeper、Fitbit、Withings、Google Calendar、Gmail、Foursquare、Facebook、Twitter、Last. fm 等，它们跟踪记录下各种事情，从食物消费到情绪、再到费用开支，无所不包。然后 TicTrac 软件把各种信息加以汇总，最后把结果反馈到一个统一的健康保健控制面板上，以便于你更好地了解你自己——以及你的全部生活。

远程看病

那么，移动医疗会最终取代面对面的看病寻医方式吗？如果我们能训练电脑把医生该做的事情都做了，我们还需要医生吗？当然需要了！

"开发任何形式的数字化健康技术都不是（至少本意不是）为了完全取代人的投入或相互作用，"宾夕法尼亚州哈里森堡的数字化健康技术顾问、医学博士大卫·李·谢尔在一次采访中说道。"大部分时间，数字化技术就是一个附属品，给你增加一些计算机的算法、加强你个人隐私的舒适感、让你有一种自我管理的感觉。很多时候，数字化的互动会催生与医生见面的需求，这种见面比例行式拜访医生或为了查看体检查结果再去医院更有意义得多。因为引发这种见面需求的可能是患者传输的某些重要数据，或者是医疗服务人员发现了令人担忧，而且需要采取行动的异常情况。数字化健康移动技术不会让患者觉得该项技术可以取代医生，也不会让医生觉得该项技术对自己是个威胁。"

尽管如此，远程寻医已是事实。美国第二大医疗保险公司 WellPoint, Inc. 支付所有诊疗方案中的视频看病费用，提供能让消费者在需求时用笔记本电脑、具有视频功能的智能手机或平板电脑与他们的医生互动的移动医疗软件。有的医疗保险公司为某些雇主机构提供选择，很多情况下都把远程就医纳入到医疗保险范围内了。美世咨询公司估计最大公司中有 15% 在使用某种形式的远程医疗软件，另有 39% 正在考虑使用[129]。

为什么会用它呢？节省医疗费用是主要原因。根据一项对参加虚拟心理健康课程的 98 609 名 VA 患者（大多数为 45 岁或以上）的调查，这项活动降低了精神病院住院率 24%，花在医院上的时间平均下降 26%[50]。

另外，患者喜欢远程看病的方式。西班牙对一批艾滋病毒感染患者进行了一项研究。这些感染者在接受传统的面对面治疗一年后再通过电子邮件和网络摄像头远程治疗一年。85% 的患者表示他们更喜欢远程治疗方式。这种方式减少了医生花在患者身上的时间，免去了安排就诊时间的麻烦，同时还受患者欢迎而且效果良好[49]。

短信交流——新型医生？

大约 80% 的手机用户用手机发送或接收文字讯息或短消息（SMS），90% 的用户介于 18～49 岁。然而在美国，只有 9% 的成年人接收手机健康讯息，这说明移动医疗大有发展空间[117]。

我们将在第六章重点介绍 SMS 在发展中国家的使用情况，在这里我们要介绍美国 SMS 项目的一些成果。

- 给糖尿病患者连续 3 周发了 3 次短信，就明显提高了他们的服药依从性，增加了患者的健康行为，增进了他们对自己病情的了解[130]。

- 首次公布的对 text4baby 项目的随机评估显示，该项目由政府资助、为得不到应有医疗服务的孕妇和新妈妈提供短信服务，帮助她们改变健康和保健观念、做法和行为的项目，起到很好的作用并且改善了临床结果。该研究项目将 123 名女性分成干预组和常规医疗护理组。接收 text4baby 信息服务的女性做新妈妈的心理准备充分程度比常规护理组的女性高出近 3 倍，表示想在孕期喝酒的女性也更少[131]。更长期的评估还在进行之中。

- 研究人员对 31 名暴食症女患者参加的 12 期，每周一次的团体认知行为疗程及配套的信息协议的效果进行了评估。这些女患者每晚发送短信汇报她们当天暴食和狂泻的次数，并评估她们暴食和排泄的欲望程度。她们的信息一经发送，系统就会自动发来根据个人症状而量身定制的反馈信息。近 90% 的患者坚持下来了，她们的抑郁症倾向、饮食紊乱情况和夜食症状得到显著改善[132]。

• 澳大利亚一个研究项目在 3 个月期间向订阅了某广告网站的用户发送了八条关于性健康和阳光安全的信息。那些接收性健康信息的订阅者比只接收阳光安全信息的订阅者明显增加了性健康知识，性伙伴数量也明显减少。那些只收到阳光安全信息的用户比只收到性健康信息的用户戴遮阳帽的概率大很多[133]。

其他基于文字信息或与移动电话相关的方法在很多方面，如预防青少年抑郁症、HIV 测试、改善性健康、增加体育活动、倡导健康饮食等，甚至在参加初级医疗护理上，都显示出了明显的好处[134~136]。短信通讯方式还能缩小种族之间和不同人群间的差别[137]。

一项研究认为一个成功的短信促进健康计划应当包括的主要成分是[138]：

• 通俗的语言
• 积极、相关、简短的文本
• 有趣或押韵的文字
• 与特定的年度事件相关联的讯息

个案研究：远程医疗与退伍军人事务部（VA）[139]

2010 年，美国退伍军人事务部（VA）启动了体制改革，希望彻底改变其受益人与医疗服务系统相互作用的方式。改革内容除了其他举措之外，还包括在所有初级医疗护理机构内创建以患者为本的医疗之家，以及作为医疗之家一部分的医疗护理协调/家庭远程医疗（CCHT）项目。

他们利用一个基于网络的一体化门户网站作为在当地诊所或居家的退伍老兵设置的远程医疗服务。门户网站上有退伍老兵输入的信息、自我管理工具、综合型 EHR、健康教育资料，以及医疗服务机构互动的安全短信服务等。

迄今为止，有超过 50 万的退伍老兵使用远程移动医疗项目做各种事情，例如，测量血压和心率，然后把结果传给医生、通过视频向专科医生求医问药等。退伍老兵们甚至用这个远程移动医疗系统处理一些小的急性疾病，譬如流感。护士可以使用特殊的摄像机对准患者的耳朵、鼻子和喉咙做一个远程基本状况评估。

老年人与移动医疗

即将到来的大规模老年化浪潮（感谢婴儿潮一代！）为移动医疗提供了巨

大的机遇。你说什么？老年人不想用电脑和其他数码移动技术？

你大错特错！

据一项对近3000名65岁及以上的美国成年人的调查显示，一半以上的受访者表示他们准备用互联网来管理健康，并与他们的医生进行交流；2012年，皮尤互联网与美国生活项目公布的一份报告显示，这个年龄范围的成年人上网人数首次达到一半[32]。

几乎所有受访对象使用过电脑查询健康信息，只有10%用过平板电脑。平板电脑使用者中有大约一半用他们的移动设备管理健康。不过，这部分的人群下载健康管理软件的可能性小于较年轻的成年人。其中一个原因可能是他们中只有11%的人拥有智能手机[140]。

但是，他们相当乐意使用电脑与他人交流。根据一项对65~79岁患者与其主治医生之间的电子邮件交流进行评估的研究（在1998~2003年进行的），虽然很少有患者愿意使用这种方式与医生交流，这个群体中却有大约一半的人愿意，其中非裔美国人与西班牙裔美国人比白人表现出更强的意愿[141]。

是该丢弃这些成见的时候了。

给家庭和亲人的移动医疗

不是只有患者受益于移动医疗，照顾患者的家庭和亲人也会从中受益。美国退伍军人事务部意识到了这点，于是在2013年他们启动了一个试点项目——向一千多个有偿照顾严重受伤退伍军人的家庭配发预装了各种健康软件的iPad。

这些平板电脑存有一整套集成软件，这些软件能够记录各种信息，譬如，受伤老兵的疼痛指数；有一款最受医疗护理人员青睐的软件是能帮助他们记录患者的各种活动，并且把信息传给他们的医疗团队。有的应用软件还可以让老兵把一些代理任务指定给护理人员；有的能够把所有的预约活动整合到日历中去；有的提供药物信息。有一款名为PTSD Coach的移动医疗软件具有创伤后应激障碍筛选和症状跟踪的功能，当患者显示出明显症状时，它就会向他的主治医师发出警示。

VA将对配发了iPad的家庭和没有配发iPad的家庭进行对比研究，评估该项目对不同家庭的医疗负担和利用率的影响。

成功的关键？——医生的热心程度与交流技巧。当医生表现出使用电子邮件的兴奋时，他们的患者表现出的兴奋是他们的1.3倍。那些之前就认为自己的医生是"善于沟通者"的患者使用电子邮件的热情，是那些认为自己医生的沟通能力"还行"或"一般"的患者的1.6倍。

他们能行吗？

综合 68 项对 60 岁及以上人群使用移动医疗和远程医疗情况的研究，我们发现大多数使用这些移动技术的患者往往是住在家里，并且能够自己操纵远程和移动设备。大部分的干预方式是监测。例如，测量生命体征，也包括患者通过视频会议或电话与医疗服务人员进行的个人交流。报告的撰写者们最后得出结论：移动医疗和远程医疗显示出了"显著的积极效果"，并且改善终端行为具有明显趋势，譬如，提高了药物或饮食的依从性、增强了自我效能感[142]。

对老年人群来说，移动医疗还有一个更为重要的作用：保持他们的独立性，让护理者安心放心。

例如，GeriJoy 是一只会说话的虚拟狗，麻省理工学院开发这个产品的目的是为了监控痴呆症患者，帮助他们改善与人交往的能力。

GeriJoy 可在任何平板电脑上运行。护理人员把打开程序的平板电脑放入老人经常停留的房间里。这只"狗"能与人交谈，安抚他们，使他们了解周围的情况和提醒他们要做的事情，还能把他们的状况汇报给医疗护理人员。声音经由互联网传至一名在线的 GeriJoy 代理人员，一有异常情况，他就会立刻提醒护理人员注意。家人也可以把家庭成员的照片和与老人一起做过的事情上传到一个家庭门户网站。GeriJoy 会利用这些资料吸引痴呆症患者与它攀谈，帮助其加深家庭记忆和与家人的关系。

其他移动医疗系统，如 LivingWell@ Home 项目，为老年人提供传感器、远程医疗和个人应急响应等服务。目前，该项目正在接受一项涉及五个州 1600 人的临床研究的评估。

游戏的魅力：游戏中改变游戏

更多的针对消费者的健康软件将我们内心深处对玩乐和竞争的渴望融合到软件中去了。没错，我们谈论的正是游戏。2012 年，移动医疗游戏化的趋势在华盛顿特区召开的移动联盟大会期间就已经明朗了——游戏业人士在会议展区获得一个专属展台。

风险投资家非常看好移动医疗游戏化，把它视为移动技术最热门的趋势之一（看好哪里就投资哪里）；企业纷纷转向游戏模式以留住客户、训练员工和增加收入；当然，开发人员也在转向游戏以改变研发行为。

据康涅狄格州斯坦福德一家咨询公司，高德纳公司的估计，到 2015 年，一半以上管理创新过程的机构会将创新过程变成游戏化[143]。

　　所谓游戏化，就是把游戏的思维融入到非游戏应用程序中去，使程序更加有趣、更加吸引人。挖掘人类喜欢竞争和玩的天性，所以，激发了人们极高的参与热情。

亚当・斯旺
游戏新纪元《福布斯》2012. 7. 16

　　健康领域的游戏并非真的关乎输赢，游戏开发公司 Ayogo（"ayo"是世界上最古老的棋盘游戏。非洲魔石的另一种说法；"洲魔石指亚洲战略游戏——世界上最复杂的游戏之一）的 CEO 迈克尔・弗格森说。

　　森我们想说我们在做的事情就是把游戏的行为心理学与医疗保健结合起来，帮助慢性疾病患者更有效地管理他们的病情，"他说。也就是说，用游戏去改变健康管理。

　　罗伯特・伍德・约翰逊基金会发现游戏对于医疗保健的重大意义。他们正在资助"游戏促健康计划"，该计划把包括疾病管理专家在内的各个领域的专家召集在一起，研究如何把基于证据的慢病管理方法转变成游戏模式。

　　弗格森说，健康类游戏的一个重要成分是与社交网络相互结合起来。研究已经发现社交网络能够影响行为，比如最近发表的研究证实了肥胖疾病会通过社交联系扩散（或不扩散）的说法[144]。

　　游戏连接入社交网络具有的互动性，同时也驱使人们展现他们在静态游戏中不大可能会发生的行为，他说。例如，你会在你 Facebook 朋友的涂鸦墙上贴广告来惹恼朋友吗？大部分人都不会这么做。但是，如果他们是在玩开心农场游戏，他们就可能发送请求向好友要"钱"买羊或玫瑰花丛。

　　开心农场的风靡，弗格森说，不是因为游戏本身多么有趣，而是游戏提供的与好友或社交网络互动的机会吸引了众多的玩家。

　　Ayogo 公司把对游戏的这种理解融入到与加斯林糖尿病中心和糖尿病携手基金会合作开发的软件 HealthSeeker。这款 Facebook 游戏软件由勃林格？殷格翰制药公司提供资助，专为患有糖尿病或易患糖尿病的儿童而设计开发的。使用者挑选他们期望实现的生活目标，然后从各种各样的"任务"中选择能帮他们实现目标的任务。每种任务都含有体现玩家日常生活的活动。玩家每完成一项任务，就上升一个级别并且获得积分。他们可以用积分去换取徽章，也可以用积分升级。由于这是一款放在 Facebook 平台上的多人参与的游戏，因此就有了竞争性，玩家也能彼此提供支持和反馈。

Ayogo 开发的另一款糖尿病应用软件虽然没有与 Facebook 联姻，但它仍然具有同样的社交网络理念。这款与"大学糖尿病网络"共同开发的软件 Diabesties（意为"糖尿病好友"）旨在帮助患有 1 型糖尿病的青少年顺利度过对他们而言困难的大学入学前的过渡期。它将患糖尿病的准大学生与学校里同样患有 1 型糖尿病的大学生结合到一起，这样一来，他们就能通过短信和即时通讯手段分享经验和信息，譬如，血糖评级、营养小常识等。"我们在学生之间建立了一种互惠的社会责任，"弗格森说。这种责任感驱使着人人都想做得比别人更好。

关于糖尿病管理，最重要的不是学生 A 把她的糖尿病管理结果发送给学生 B，而是她在接收学生 B 的管理结果，这就引发了一种竞争心理——优质游戏不可缺少的一部分。

社交游戏的另一优势是它们能不断提供关于进展的反馈，由此增加人们的自我成效感，弗格森说。竞争激励着玩家们去"提高游戏"，于是玩得越发努力，花的时间也越多，因为这会让他们在社交网络上有炫耀的资本。还有一点也极为重要：社交网络能够提供一个让玩家彼此相互支持、鼓励和获得反馈的"空间"，如 Facebook 里的涂鸦墙。

将移动医疗软件变为游戏的技巧：
- 发放能兑换成奖励（如徽章）的积分
- 玩家能升级
- 设置排行榜
- 使用虚拟货币
- 与其他虚拟玩家竞争
- 积分可以交易、赠送或出售
- 提供实时反馈

游戏还能激活大脑的反馈回路，使其释放出多巴胺，与所有令人愉悦的活动一样。这就形成一种反馈环路（感觉良好——想做得更好——再接再厉——释放出更多的多巴胺），激励人们多参与。如果把游戏中的激励和奖励措施与健康行为结合起来，在反馈环路的作用下，这些行为很快就能显示出良好的健康效果，而那种要长期坚持才能得到回报的做法，很难激励患者去行动。

健康类的游戏面临的一个挑战是赚钱。"照顾健康是工作，"弗格森说，"我们不想为那样的应用买单。"所以要劝说医疗保险公司和雇主来买单。另外一个可能的办法是让临床医生买单，因为越来越多的医生开始按质量而不再按量取酬，确保他的患者更健康对他来讲是有经济效益的。

患者会为移动医疗买单吗？

购买移动医疗软件和移动设备的钱该不该由消费者出，人们对此争论不休。那些坚持认为不应该由消费者掏钱的专家应该看看健康研究所做的一份消费者调查的结果。根据消费者愿意支付的价钱估计，这些移动设备在消费市场的价值介于77亿~430亿[145]。让我们来听听消费者是怎么说：

- 40%的消费者表示他们愿意支付购买远程医疗监控设备和健康软件的费用，以及自动发送数据给医生的月度服务费；不过，他们购买健康软件的钱不应超过10美元，购买移动设备的钱不应超过75美元。
- 那些在去年拖延治疗超过五次的消费者更愿意支付医生看病的费用，不管是远程移动看病还是现场看病。
- 只有一半的受访者表示他们愿意购买移动医疗技术，而他们中的五分之一则表示会用它监管自己的健康和健身，另外有五分之一表示他们希望由医生来监控他们。
- 身体好的消费者比身体不好的消费者更愿意购买移动医疗和健康软件。

本章最后一个案例是关于 GeoPalz 和它们的移动设备的。

移动医疗与移动激励

如果通过智能手机为我们的健康行为，譬如，锻炼、血糖值报告、按时服药等，赢取积分，把我们的健康状态转变为一种"健康货币"那将会怎么样？一些开发者正试图开发这样的游戏应用软件。例如 GeoPalz，就是一种为孩子们设计的计步器。家长为孩子们创建一个线上账户。计步器记下他们跑的步数，上传至系统后变成账户上相应的"点数"。点数可以用来购买体育用品和视频游戏系统，甚至可以在亚马逊上购物。

Zamzee 是连接到一个游戏网址上的小型移动装置，也能记录孩童的锻炼情况并奖励他们点数。这些点数可以用来换取奖品，例如，礼物卡、捐赠活动的物品、iPod 等。

研究人员对 Zambee 进行了一项为期 6 个月涉及 448 名中学生的研究项目。参与者中有一半只使用移动装置，另一半不仅使用该装置还访问激发兴趣的网站。研究发现既使用移动装置，同时又访问网站的孩子们参加中等到高强度的体能活动量整体增加了59%，女孩增加了102%。2012年，研究人员在德克萨斯州圣安东尼奥召开的肥胖协会年度科学大会上汇报了该项研究结果。

那些一直在使用该装置的孩子们还改善了血糖水平，降低了患糖尿病的风险。史蒂夫·科尔博士在一次采访中解释了该装置与游戏成功的原因，"我们想方设法把里面的教学部分去除。例如，游戏里根本不提及健康，也绝不出现'锻炼'这样的字眼，因为孩子不喜欢这样的说教方式。"科尔博士是开发这款移动健康软件的HopeLab公司研发部副主任，同时也是洛杉矶加利福尼亚大学的医学系教授。与其他优秀的游戏一样，Zamzee也是靠内在动机去改变人的健康行为[146]。

谈谈让你行动的动机吧！

本 章 要 点

❖ 消费者化是移动医疗发展和被接受的强力推动因素。很快地，移动医疗不再是有了更好，而是必须拥有的医疗服务模式之一。

❖ 消费者愿意使用移动医疗并且与传统的医疗系统相互作用，愿意用它去改善健康和保持健康。

❖ 消费者或许是移动医疗参与者中面临障碍最少的一方，在现阶段，他们甚至都不像我们想象的那样担心隐私问题。

❖ 移动医疗是促进患者参与医疗和形成以患者为中心医疗模式的关键因素。

❖ 移动医疗应用必须有趣、能够相互作用、使用简单、能吸引患者长期使用（即有"黏性"）

❖ 作为吸引患者参与医疗和改善健康的机会，移动医疗游戏化显得越来越重要，规模也在壮大。

❖ 虚拟"看病"不再是想象了，它已经出现在医疗领域的方方面面。

第五章 移动医疗：在基于价值的医疗付费模式中发挥作用

广泛地应用移动医疗则取决于报销模式。如果这些新模式未能进入医保范围，患者就不大可能掏钱购买这些移动技术，尤其是安全保障计划涵盖的人群。

NEHI

《获得价值——需要注意的 11 种慢性疾病技术》，2012 年 6 月

如果你投保了安泰保险公司（该公司是全美最大的医疗保险公司之一）的医疗保险，你可能会在手机上安装一个应用程序，以帮助你寻找本地区的医生、查看你的个人健康记录、了解你的医疗投保与保险支付范围、利用全球定位系统定位距离最近的急救中心（并附上路线图）、甚至能让你把你的手机变为你的身份证。

然而，安泰保险公司的会员与消费者服务部的主管丹·布罗斯泰克称，3年前，该公司几乎还未提供手机移动医疗功能。如今，安泰保险公司已经在健康管理和健康信息技术解决方案上投入了 10 多亿美元，其中一部分资金用于收购 Healthagen 公司。它是 iTriage 公司的母公司，是一家技术领先的移动医疗公司，它有一款全世界下载和使用最多的移动医疗应用程序。

在过去两年里，安泰保险公司还推出了健康护照平台，以便让消费者能够将各种健康与移动医疗应用程序中的数据无缝隙地集结到一个数据库中。为了鼓励进一步研发，该公司开放了开发者端口，以鼓励人们开发出与该平台相护兼容的其他健康与保健应用程序，同时向应用程序开发人员提供奖金高达10 万美元。

布罗斯泰克称："公司的宗旨就是所有消费者或安泰公司的会员对其最好的健康应用程序加以使用并展开互动，然后将此数据在健康护照平台环境下集成化。"他称该系统"超越了个人健康信息记录，"因为它不仅存储数据，而

且可以用来激活该数据库并将经验转换成为目标导向性手段，以便改善健康并提高对客户的服务质量。

金点子：骑自行车穿越法国——以虚拟方式

　　安泰保险公司还建立了自己的移动应用程序，例如，它与微软公司携手为 Windows 8 系统开发了 Passage 应用程序。其目的是改变人们工作之余传统的活动——观看美国有线新闻网的节目或听音乐，以便通过 Instagram 中的实时图片、Yelp 中的餐馆点评、内行人士对某个地方提供的旅行建议和事实，将用户带到伦敦、巴黎等异国他乡，并让他们沿着虚拟的路线身临其境。

　　为了鼓励公司会员改善健康，该公司让所有会员与雇员免费下载 Mindbloom 公司推出的人生游戏高级版。该应用程序利用行为科学，个性化的坟墓媒体，以及社会博弈技术来帮助用户找出其生活中最重要的事物及其动力，并在这些领域里采取有意义的行动，这其中也包括健康活动。

　　安泰保险公司称，该目标就是"通过让消费者自己掌控自己的健康来给予其力量，这导致他们更便捷、广泛、高性价比地交付医疗保险服务费用。"

　　但是投身于移动医疗也给安泰保险公司带来了其他好处，他们的目标完美地与医疗改革的目标相吻合：鼓励储蓄、患者的参与、改善健康结果。

　　这就是为什么安泰保险公司远远不是唯一能将移动医疗集成到其健康服务、并以此作为控制成本方式的保险服务支付方。

　　联合医疗保健公司也担负着全国 1400 万人的医疗保险业务，他们也推出了名为"为我健康"的医疗应用程序。它能使会员自己检查理赔申请和账户收支状况，定位最近的急救设施与急救病房（ERs），并以 24 小时/7 天随时访问注册护士，以获取医疗健康方面任何问题的建议。

　　你对客户服务有疑问吗？你不用挨个打电话然后等回电。你只要在移动应用程序中选择问题类型，就会有人给你手机回电。

　　联合医疗保健公司推出的一项特别服务是"我的医疗成本概算器，"我们认为在力求成本透明的体制下，它必将带来革新。它使用户能够在 50 个医疗服务项目中根据成本和质量比较 100 多种医疗保险服务。甚至它能够针对具体的设施对比评测治疗的质量。

　　这些是个性化的概算，以便反映用户本人健康计划的支付情况，并且根据医生、医院、诊所及其他医疗服务提供方签订的实际合同费率进行概算。该工具还建立了"医疗路径，"以便向用户展示他们在这个治疗过程中应当期待的结果。质量与成本信息与网络医院和医生直接对接，同时也提供了备选治疗方案，以便消费者能够与其医生"在信息充分透明的前提下进行交谈。"

该应用程序的关键特征包括：

- 对超过 47 个地理区域展开成本概算，涵盖了 100 多项治疗方案和规程，例如，外科、临床实验室检查、放射科检查、办公室拜访。概算是根据用户情况进行的个性化概算，并确定了各种垫付的费用、雇主需要支付的费用以及合格健康储蓄账户中可用于支付垫付费用的实时账户中可用余额数目等；
- 24 万个医生与医院的质量与费用信息；
- 提供常见的备选治疗方案，以帮助患者作出选择；
- 关于支付原理和费用确定方式的辅导信息。

联合医疗保健公司还提供了药物治疗与疾病管理的应用程序，以便让患者能够通过其手机上的双向短信进行医疗管理。这就是 CareSpeak，患者不仅可以向临床医生报告其药物的摄入，而且还可以报告诸如血糖水平、血压、体重等生命体征。患者还可接收辅导和鼓励信息，达到健康目标之后还能获得奖励和回报。

伟彭医疗网涵盖了 3600 万人，它与威瑞森无限公司合作开发了一个试验项目。伟彭的 100 名患有慢性疾病的会员参与了该试验项目。这些会员收到了一部智能手机，还为他们配备了健康教练以便与其全天候随时展开电话联系，或召开面对面的视频会议[147]。

案例研究：AT & T 与移动医疗

2011 年，全美最大的自我承保的雇主之一、AT&T 与其医疗服务公司共同推出了一项试验项目。这是全美使用人数最多的移动健康计划，共有会员 1300 多万人。其目的是确定联邦药监局批准的糖尿病管家应用程序是否影响了患者对糖尿病的管理。该公司选择了它的合作伙伴 WellDoc 所开发的糖尿病管家移动软件程序，随机临床试验结果表明该软件程序的应用降低了血红蛋白 A1C 的水平（它是糖尿病控制良好的指标）1.6%，而正常对照组则为 0.7%。

在为期 6 个月的试验项目中，156 名用户通过实时数据获得了即时反馈和健康指导，同时其医疗服务提供方获得了历史报告与分析，所有这些研究内容都遵循并符合《联邦医疗保险流通与责任法案》（HIPAA）要求。

6 个月后，88% 的用户将糖尿病管家评为"极其有用的"糖尿病辅助管理工具，78% 的用户称他们在试验的最初阶段后将继续使用该远程移动管理工具，93% 的用户称他们将向别人推荐该软件工具。

　　此外，该项试验产生了比其他远处应用程序更高的客户"黏性，"有 74% 的用户在使用 10 次之后便弃用其他软件程序了。在糖尿病管家的试验阶段，约有三分之二的用户每 4 周中至少有 2 周时间是 1 周 1 次使用该软件程序，而三分之一的用户是每 4 周中至少有 3 周时间是每周 1 次使用。在为期 6 个月的试验结束之际，45% 的用户仍然在使用它，而其他移动应用程序的相应比例只有不到 10%[148]。

　　Centene 与美艾利尔等医疗公司的类似试验页产生了相似的结果。

　　为什么医疗保险付费方大步迈向移动医疗模式呢？答案只有两个字：费用。只要看一下表 5-1，你就会对移动医疗在成本控制和使用上的潜力获得清楚的认识，这在如今主流的付费服务模式中尤为明显。随着美国及其他国家迈向基于价值的报销模式，这种潜力将会变得更加巨大。例如：

　　● 美国退伍军人服务部（VA）推出了患者远程监视系统，它名叫医疗协调/家用远程健康系统。它将患者住院的天数削减了 40%。该系统每年在每位患者身上花费 1600 美元，而 VA 通常采用的家中护士访问体系则每年在每个患者身上花费约 13121 美元。2004～2007 年，该远程监视系统使糖尿病患者对医疗服务的使用下降了 20%，高血压患者的使用则下降了 30%，充血性心力衰竭患者的使用则下降了 26%[149]。退伍军人服务部估计，在患者群体中有一半人可以通过远程医疗技术加以医疗护理[150]。

　　● 新罕布什尔州达特茅斯-希奇科克医疗中心通过远程术后脉搏血氧仪监控，减少了术后并发症、抢救、转送重症监护病房比例、住院时间、再入院率，因而仅这一项服务就节省了约 140 万美元[109]。

　　● 波士顿 Partners 医疗公司为充血性心力衰竭的患者推出了一款名为网上心脏病护理的远程监视与辅导项目。有 1200 名患者报名参加了该项目，其中因心力衰竭而重新入院的患者数量下降了 50%，因其他原因重新入院的患者数量则下降了 44%。由此而节省的医疗费用开支令人震撼：自 2006 年以来节省了 1000 多万美元，或者说即便扣除此项目成本后，每位患者所节省的医疗费用开支约 8 千美元。仅仅震撼而已吗？患者可以更好地了解自己的病情，并且学会新的自我健康管理技能，该项目还实现了临床医生与患者之间更高效率的相互接受水平与满意度[149]。

　　● Centura 医疗公司是科罗拉多州最大的医疗服务机构，它将其临床呼叫中心与远程监视与医疗项目合并，以便将心脏病、慢性阻塞性肺疾病（COPD）、糖尿病患者的 30 日内再入院率降低 2%。他们实现了这一目标并且再接再厉，最终针对这 3 类疾病的患者将该比率大幅减少 62%，急诊部收治率下降了

92%，家访频率则由每周 2 ~ 3 次减少为每 60 天平均 3 次[149]。

表 5-1　通过移动医疗节省开支并降低利用率

	地点	内容	结果
糖尿病监视	宾夕法尼亚州克利夫兰	出院后的远程 手机大小的无线发射器将重要信号发送到电子健康档案中	每名患者总开支下降42% 办公室拜访的间隔时间增加71%
充血性心力衰竭	横跨欧洲的网络，家庭，医疗管理系统	对接受可移植心脏除颤器的患者展开远程监视	患者住院时间减少35%；办公室拜访次数减少10%；家庭健康访问减少65%
慢性阻塞性肺疾病	加拿大	对患有严重呼吸道疾病的患者展开远程监视	减少入院率50%；在家中病情急剧恶化的比例减少55%，医院成本下降17%

资料来源：普华永道的健康研究机构，《无线医疗》，2010
网址：http://www.mobilemarketer.com/cms/lib/9599.pdf

　　付费方不得不将移动医疗集成到其传统的医疗服务中的另一个原因是移动医疗具有削减管理费用的潜力。这一点始终是付费方的兴趣所在，而且随着《评价医疗法案》于 2010 年的实施推进，这一点更为重要。该法案要求医疗保险公司用于与医疗无关的费用（例如管理费）不得超过 15% 或 20% 的保险费用（取决于保险公司本身）。如果超出这一限制，就要将超出的费用退还给客户。通过高薪员工所提供的数字化服务，使其能够实现虚拟的、解决成本的医疗管理服务，这正是银行与航空公司多年以来一直提供的行业服务模式。

　　位于加州埃尔·赛贡多的 iSpaceGlobal 公司是一家信息技术公司，它的创始人兼首席运营官拉姆·达瓦洛称，智能手机也可以增加付费方的报销。他的公司已开发出智能手机平台，它可以在医生输入错误的诊断代码时发出错误提示。由于报销取决于价值而非费用，因此，该诊断代码要比与规程相关的代码重要得多，因为正是诊断代码推动了调整风险的报销。他的公司已经帮助医疗保险公司将其劳动密集型的纸上健康风险评估系统转变为移动应用程序，因而为一家公司每年就节省了约 200 万美元。

　　此外，该公司通过为《健康保险优惠计划》开发了一款报名应用程序，节省了管理费并可在数小时之内将会员信息输入到计算机系统。如果通过纸质报名系统则需要 5 天甚至更长时间完成。

　　最后，移动医疗能够让患者更好地参与自己的疾病诊疗过程并改进决策的制订，这也具有节约成本的潜力。

在今天的医疗服务市场中，雇主不可能接受过去几年中出现的两位数的保费增幅，他们要求自己的保险费用投入能够带来更大的回报。因此，至关重要的问题是降低费用的同时保持或提高服务质量。

此外在 2014 年以后，个人医疗服务市场中保险费用的大幅上升可能会受到州保险委员会的审查，这是任何提供健康保险计划都不愿发生的事情。但有趣的是普华永道的一项调查发现，个人投保者最愿意使用应用程序来监测其健康状况，并自掏腰包拜访电子医生、购置远程监测装置与医疗服务、每月支付移动医疗应用程序的使用费，这很可能是因为他们自掏腰包的费用更高[151]。

但是正如图 5-1 所示，在美国，移动医疗的费用支付方报销依然落后于发展中国家。这是否是这一领域进展缓慢的原因之一呢？第三方付费方制度限制了消费者购买医疗服务的作用。普华永道的一份报告中指出，"公共与私营医疗保险公司主要负责为医疗服务付费，它们通常不会去积极推动移动医疗服务的应用。"[151]其他的挑战包括执照管制、报销政策以及缺乏定量证据等，这些都表明移动医疗程序广泛应用于大众医疗时所带来的好处[151]。

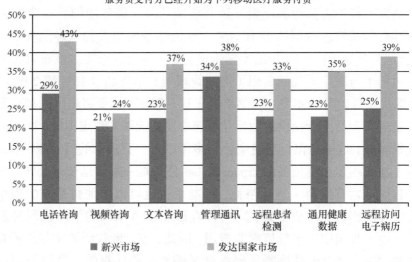

图 5-1　移动医疗服务与费用支付方

iTriage：850 万次下载量的统计

　　这个想法很简单。只要将你的症状输入移动医疗应用程序中去，按下按钮，哇噻！就能看到可能的诊断结果了。不仅如此，你还可以用移动医疗应用程序预约医生、存储你个人的健康记录、保存服药提醒、了解成千上万种药物、疾病和治疗规程。如果你需要救护车服务，你甚至可以用它来查看等待时间，还可在某些医疗服务市场中提前预订急救中心或急救病房。

这个简单的想法就是 iTriage，它现在是 5 大健康与医疗应用程序之一，它可供苹果手机与安卓系统的用户下载，并且是业内用户保留时间最长的应用程序之一。目前已有 80 个国家使用该应用软件，单月使用量约为 350 万次，它的用户在应用程序市场中发布了约 100 万条评论，其中大多数都给出 4 星或 5 星级好评。该公司首席医疗官、医学博士韦恩·格拉称"人们根据我们为他们提供的信息作出决定。"

该公司还注意倾听客户的声音，阅读每天收到的每一条评论（截至目前，评论总数已达 75 万条）。该公司的创始人之一兼首席执行官、医学博士彼得·哈德森称"这就是我们如何制订出符合自己特色的方法。"例如，由于用户需要药物数据库和服药提醒，该应用软件就添加了这些功能，还包括用于跟踪过敏症状的过敏药物应用。他说："本应用软件是为关爱自身健康的人士所打造的。"

该应用软件由 Healthagen 公司出品。该公司被白宫认定为医疗产业中创新、增长、影响力的典范，并引领了对医疗产业行之有效地改变。实际上，在 2013 年度发表国情咨文时，该公司首席执行官是米歇尔·奥巴马邀请的客人。2011 年，Aetna 公司收购了这家公司，收购金额保密。对于两位急诊科医生创立仅 4 年的公司来说，这可真是不错感觉。

该应用软件还通过指导脚踝扭伤等患者前往急救中心而非急诊部，以帮助医疗付费方降低费用。这就是医疗保险公司和医疗组织（ACO）都将该应用软件作为其消费者服务解决方案组成部分的原因。该公司可以针对会员的医疗保险计划定制该应用软件，并提供削减开支提醒、网络医疗服务的提供方、个人健康记录链接。该应用软件甚至告诉用户是否获得远程医疗支付以及如何使用它。

不仅患者在使用它。只要打开许多临床医师的手机或平板电脑，你就会找到这款应用软件。格拉博士称："他们利用该应用软件来持续跟踪成千上万种症状和药物使用进展。"

此外，Healthagen 公司与 600 多个医院系统建立了合作伙伴关系，以提供医疗机构的具体信息。该应用软件在某些领域中还允许患者在到达之前预订急救病房或急救中心并查看等待时间。这也是 Aetna 公司向医疗组织及其他医疗实体所销售的"技术包"内容之一。该技术包内包括该软件公司的子公司所制订的 3 个组件：医疗城市公司出品的健康信息交换；积极医疗团队公司（该公司提供临床决策保障服务和电脑桌面上的工作流工具以跟踪、监测、协调、报告患者的健康结果）出品的医疗管理与规定引擎；最后一个当然就是 iTriage。

总部设在亚利桑那州的班纳健康公司经营了一家医疗前沿发展机构，它是首批购买该技术软件包的公司之一。该应用软件的设计目的旨在推荐医疗服务机构合适的医生人选，并指导患者选择费用更低的医疗服务，例如，选择物理疗法而非外科手术治疗背痛。

在医疗机构的报销模式中，购买这项功能的意义巨大。如果班纳公司达成了某个质量和费用目标，它就有资格分享任何节省下来的费用。Aetna 公司对该应用程序的价值充满了自信，因而将这些费用节省所带来的风险与班纳公司分享，而且只有当医疗系统可以产生可观的成本节省之后它才能从此项技术应用中获得付款。

付费方使用远程医疗以降低成本费用

远程医疗："在医疗服务的支付过程中，距离是一个关键因素。远程医疗指各种医疗专业人士利用信息和通讯技术针对疾病与损失进行诊断、治疗、预防、研究与评估，以此提供有效的信息交换，并对医疗服务提供方提供持续辅导，所有这些都有利于促进个人及其所在社区的健康水平。"[152]

世界卫生组织

在移动医疗环境中，为了获得更大的成本节约，付费方已经从应用程序走向了远程医疗的世界。2012 年，韬睿惠悦咨询公司发布了一份对 72 个大型企业及其 170 万雇员的调查，其中发现虽然只有 8% 的企业提供了远程医疗服务，但几乎三分之一（28%）的企业计划在今后 12 个月内提供该项服务[153]。

以下是付费方的情况：

● 考文垂医疗公司是总部位于弗吉尼亚州的医疗保险公司，它为其会员提供了 24 小时/7 天随时通过移动医疗与远程医疗公司 CareClix 以电话和视频联系当地的医生服务。

● 北加州的蓝十字与蓝盾（BCBS）公司、美国福利公司（一家科技公司）、沃尔格林斯公司于 2012 年开始合作，共同为蓝十字与蓝盾公司在加州的数千名雇员提供远程医疗服务。该远程系统使雇员能够通过双向视频、安全的文本聊天、电话方式，从医疗护理人员、健康辅导员、营养师那里获得医疗健康咨询。

● Aetna 公司最近变更了付费政策，以便让全国质量保障委员会以患者为中心的三级家庭医生对某些远程医疗代码进行支付。其目标是提高医生的访问能力，并且突出强调"高品质医疗服务是以患者为中心的本质。"患者为中心公司还在大公司的办公室内设置了健康亭，以便员工能自行开展基本的自我评测并获得关于体重、血压、体温、血氧水平的报告。他们可以打印评测结果并将其交给医生或直接发送到个人健康记录中。他们还可以通过实时语音或视频咨询一名具有该州执业证书和认证的医生，以获得个性化的医疗咨询服务。视频咨询的费用不超过 35 美元。

● 在某些州，伟彭公司的会员可以 24 小时/7 天随时与他们签约医生进行在线视频咨询，这就是"网上漫步"程序的一项功能（该公司计划在 2013 年针对智能手机和平板电脑拓展服务）。该软件程序的主要目标是通过扩大对临床医师的访问以削减急诊部服务的费用[154]。2013 年，伟彭公司增加了对在线寻呼的专家进行视频咨询，而且可以自动提出支付请求。

● 信诺保险公司将于 2014 年向自我投保的客户提供实时远处医疗服务。该服务使其会员能够针对非外科手术的问题，向基本医疗领域的医生发起视频、电话、或电子邮件咨询。医生可以 24 小时/7 天随时应答，平均等待时间为 11 分钟。会员甚至可以通过医疗保险公司的手机应用程序获得该咨询服务。

远程医疗可以降低死亡率、医院首次接诊数量、急诊部访问数量[150]。

那么，这些方案能节省费用吗？你猜呢？

2013 年《健康事务》期刊的一篇论文报道，明尼安娜波利斯的健康合作伙伴公司所经营的在线门诊针对简单的急性症状，每个疾病诊疗节省了 88 美元，此外获得了 98% 的患者满意度评分。[155] 该移动医疗方案名叫虚拟福利计划，目前在明尼苏达州、威斯康星州和密歇根州推广开来。它全天 24 小时针对 40 种简单的症状提供治疗服务。

患者填写一份在线调查，之后由护士或医生助理检查数据、作出诊断、在大约半小时之内以电子邮件或文本的形式制定出治疗计划。如果有需要，他们可以将电子处方发到药房。此外，患者或医疗人员可以在整个过程中随时拨打电话联系。

2010 ~ 2012 年，4 万多人通过这项在线远程医疗服务获得了及时治疗计划。另外大约有 5.6 万人的症状超出了简易诊疗服务范围，被转诊到其他医疗机构。最常见的病症是鼻窦炎、尿路感染、结膜炎和上呼吸道感染。

该远程医疗服务的用户中，若网上就诊费用不超过 40 美元，约有 85% 的人士可以通过医疗保险支付报销，这取决于他们与医疗保险公司所签署的保险合同。这项服务也是全美第一个获得医疗保险批准的服务。

该项服务模式不仅用户十分满意，而且健康合作伙伴公司的医生也很满意，部分原因是他们参与了此项方案项目设计和运营。

虚拟福利计划的就诊费用比去医院就诊平均低 88 美元，具体金额取决于症状与疾病的背景信息。例如，对于急性鼻窦炎、尿路感染、结膜炎的患者，虚拟福利计划比前往药店中的方便诊所的费用低 20 ~ 30 美元，比去医院就诊的费用低 80 ~ 142 美元，比急救中心的就诊费低 82 ~ 124 美元，比急诊部的就诊费用低 159～469 美元。

还有更加震撼的结果。针对上述 3 种病症，89%～95% 的虚拟福利计划的就诊患者都通过在线诊疗治愈了疾病，因而不需要再亲自去看医生，这个比例堪与药房中的无预约诊所相媲美。此外，该远处医疗计划大约有 90% 的患者实际上是取代了而非辅助了医院的就诊，患者称如果不是这项服务的话，他们就不得不亲自去医院看医生。这也证明了这项医疗服务并没有通过鼓励患者去医生那里检查网上诊疗是否治愈了疾病以增加医疗需求。

还有什么有趣的发现吗？虚拟福利计划的提供方遵循了全国性疾病诊疗指南，与面对面接诊患者的医疗提供方相比，它对支气管炎病症开出的抗生素类药的可能性要小得多。正如该项研究的作者所说："这表明精心设计的网上医疗渠道可以提供更合理的医疗方案。此外，这可能表明网上医疗渠道可以更好地保障医疗人员合理地使用抗生素，也表明有促使临床医生使用抗生素倾向的患者可能在网上诊疗中无法奏效。"

作者还指出，该远处医疗方案不仅节约了医疗费用，还给大型企业带来了其他好处，因为这样可以大幅减少员工请假现象，否则员工要误工去医疗提供方处就诊。

> 虚拟福利计划最初的结果表明，网上远处医疗具有实现"三重目标"的潜力，即为患者提供更好的医疗体验，改善患者的健康，提供了更经济实惠的医疗服务——尤其是通常与常规医疗有关的症状。
>
> 科尼亚·P·T，帕拉陶·K·J，加拉格尔·J·M
> 健康合作伙伴网上诊所对简单的病情每个疗程可节约 88 美元
> 且实现了患者极高的满意度。
> 《健康事务》（米尔伍德）。2013；32（2）：385-392.

Aetna 公司极为认真地审视了远程医疗及其发展潜力。该公司的会员与消费者服务部主管丹·布罗斯泰克称："一般地讲，医疗服务提供方需要提供'面对面的治疗'才能获得付费。"这就是医疗保险公司通常不会对电话和电子邮件咨询掏钱的原因。毫无疑问，缺少支付方的支持将极大地限制了远程医疗的应用和推广。

但他也说，随着远程医疗的进一步发展，例如移动设备和双向视频会议的技术发展，此类远处诊疗服务将越来越像"面对面"的诊疗体验。他说："我们相信远程医疗可以在改善健康和控制慢性疾病方面发挥关键性作用，而且还能提高会员的满意度。"通过减少不必要的急诊部就诊和其他正常上班时间以外的医疗活动，节省了医疗费用。

2006 年，Aetna 公司开始通过健康接力方案推动和发展远程医疗项目。根据该方案，从事常规医疗服务的医生和 30 多名专家通过对该公司非紧急病症的患者提供在线咨询和网上诊疗服务，从该公司那里获得费用报销。患者只能针对某些病症而使用该远程就诊系统，且只能在事先确定的医生那里获得诊疗服务。布罗斯泰克称，这样有助于保持医疗的连续性，并且维持医患关系。

布罗斯泰克称："由于时间和就诊的限制，会员们在其他地方可能得不到这种医疗服务。"今天，随着大部分患者的慢性疾病需要通过持续的治疗以防其急性恶化（对它的治疗费用更昂贵），克服这一障碍尤其重要。"远程医疗解决方案消除了这些壁垒，因为他们在正常上班时间以外也能获得同样质量的医疗服务，例如周末、甚至午餐时间也能在任何地方接受疾病治疗。"

他说，这些远处方案的应用需求十分强劲，但他也强调称：

"我们始终很清楚地表明，我们从未将远程医疗视为替代常规医疗的医生所提供的患者治疗服务模式。我们只是认为远程医疗可能是目前医患关系很好的补充，因为这可以让医生更轻松地提供有效的、高效的治疗方案，促进与患者之间的沟通，并有助于改善患者的安全。"

Aetna 公司还致力于通过健康城市、积极医疗、iNexx 等应用，最大限度地发挥远程医疗诊断所收集信息，以便与会员的常规医疗提供方安全地分享这些信息。他将其称为"博弈颠覆者"，这样可以提高常规医疗提供方与患者之间的互动和合作关系。他说："一体化健康信息技术保障机制下的远程医疗可以进一步改善医疗体系。"

远程医疗的趋势并不仅限于医疗保险公司。2012 年下半年《华尔街时报》发表的一篇文章指出，许多大医疗保险公司正在将远程医疗咨询列入其支付范围，例如家得宝、博斯公司、西屋电气公司等。加州公共雇员退休系统也开始测试这一服务项目，以通过特拉多克公司向 35 万名会员提供电话和网上医疗就诊咨询服务[129]。

金点子：超级沃森计算机

IBM 公司的科研人员正在开发下一代超级沃森计算机（是的，就是那个在《危险边缘》节目中打败人类的那台计算机系统），以改善现在医疗诊疗水平。该技术可以从无序的数据中提取相关的临床信息，例如医嘱、出院小结、登记表信息等，以分析并改善诊疗结果。这是一个金点子吗？通过一个按钮向医疗保险公司提交治疗建议，以便获得接近实时的评估，这极大地减少了目前令许多管理人员困扰的麻烦。

原因很简单：费用。远程医疗不仅降低了直接的医疗费用，而且可以通过减少误工和消极怠工（指雇员人在上班但无所事事）的现象来降低间接的医疗费用。据集成利益机构估计，因健康状况导致的劳动生产率低下每年造成雇主 2270 亿美元的损失[156]。

特拉多克公司：雇员最新的福利

雇员一项最新的福利是通过特拉多克等服务，使雇员能够享受到 24 小时/7 天访问 1 名医生或其他医疗服务机构的咨询服务。这家公司总部设在达拉斯，它是美国第一家、也是最大的远程医疗咨询服务机构，它拥有 450 多万名个人会员，其中大部分都通过其雇主获得了这项远处医疗服务的福利。

即便是中型企业也提供了这项远程医疗服务，例如柯林·孔沙克的戴佛珍特公司，它的雇员数接近 100 人。这是一家咨询管理公司，员工遍布全美各地，且每周都要出差。这使得特拉多克公司的远处医疗服务具有难以想象的便捷和重要性。

人力资源主管玛丽安·波娃茨克称："它为公司带来了更高的工作效率。你用不着放下工作或耽误了送孩子上学。"例如，当她的儿子在正常上班时间之外出现了对抗生素的不良反应时，她考虑将儿子送到急救中心去。不过，她还是给特拉多克公司拨打了电话，向 1 名具有认证资质的医生描述了具体症状。该医生建议她第二天将儿子带到他的常规医疗机构的医生那里就诊。

这项福利对全家人的医疗保障费用为每月 10 美元，而且与雇员的健康保险和网上医疗记录建立了链接，因此，医生可以在电话或视频会议中访问相关信息。

还有没有值得关注的理由呢？远程医疗具有巨大的潜力以减少巨大花费的二次入院，每 5 位患者中就有 1 位出现二次入院，这占到整个医疗保险开支约五分之一[99]。从 2012 年开始，如果心脏病、肺炎、急性心肌梗死的患者在 30 天之内二次入院，医疗保险就要处罚医院 1% 的保险补偿金。根据新英格兰健康研究机构的一份报告，与标准的医疗服务相比，医院的二次入院人数出现了 60% 的下降；与尚未使用远程监测的疾病管理方案相比，医院的二次入院人数出现了 50% 的下降。该报告总结认为，远程患者监测每年可以针对心脏病疾患减少多达 46 万 ~62.7 万人次的二次入院状况，这样每年可以为医疗服务体系（主要是医疗保险）节约高达 64 亿美元[150]。

图 5-2 表明了两项大型健康计划通过远程监控科技手段实现了二次入院率的下降。

可以阅读第三章中关于远程医疗和移动医疗在降低二次入院率方面的作用，也可以阅读第六章中移动医疗在全球健康舞台中的作用。

有些公司和医保系统正在考虑利用这些远程医疗系统进行创收，即在患者出院后开始监测 30 日之内的活动，让患者家庭付费。这与住院观察患者相比可以节省大量的开支，更不用说可以给患者一个清静的家庭环境，并有可能减少医疗服务机构的接诊频率[157]。

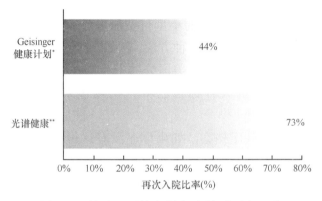

图 5-2 利用远程健康服务降低了再次入院
* 出院后监测采用了互动式语音应答系统，因而降低了某一病症患者 30 日内的二次入院比例，2012 年的医疗保险

** 虚拟监测降低了光谱健康的心脏病患者的二次入院比例，2010.

资料来源：Qualcomm 人寿公司，《通过远程监测为慢性疾病管理提供合格的护理》，2012。网址：http://www.qualcommlife.com/

金点子：利用体感设备节省医疗开支

研究人员发现，利用简单的设备便可替代或增强现有的远程医疗系统（其价格高达 2.5 万美元或更高），诸如微软的体感游戏系统、用于创建虚拟网络的 Azure 云平台连接，以及 Office 365 账户，其总计开支约为 500 美元。他们预计该系统可以为美国的医疗保险行业每年节约 300 多亿美元，因为患者不再需要被从偏远的农村运送到专业性医院。而且还可以降低院内感染的风险[158]。

推广远程医疗所面对的壁垒

由于政府和专业医疗机构之间在规则框架和技术标准上的重复和相互冲突，使远程医疗目前和今后的推广应用都受到了限制。

古普塔・A・D.
美国远程医疗当前所面对的法律壁垒是否与宪法抵触：
它与全国乃至全世界的医疗改革之间的关系分析和未来的走向。
《健康矩阵》。2011；21.

远程医疗健康服务的推广面临着多重壁垒，这其中包括缺乏财务和临床疗效结果数据，也缺乏对此方法的支付体系。除非患者身处偏远农村，否则很少会推出涵盖远程医疗健康服务的小型付费服务计划[150]。但是，保险支付结构的变化可能是消除上述壁垒的一种方法，例如，打包出售和按人头计费。普华永道公司的一份调研报告发现，美国公共卫生与医疗补助体系和医疗保险体系中患者有不到一半的人群称自己将自掏腰包来支付医生的远处诊疗服务[151]。

另一个壁垒是电子健康档案。如果你还没有这份档案的话，远程健康服务就会受到相当大的限制。即便你拥有这份档案，将其集成到远程健康体系中可能是一项充满挑战的任务（提示：如果你真要购买全新的电子医疗健康档案系统，请确保它支持远程健康系统）[150]。

我们相信，如果用户能在某处添加、核对、更新自己的健康信息，远程健康的应用与影响将会随之而提高。因此，在克利夫兰医学中心里，我们极为重视诸如电子健康档案等概念，并将其作为"单一真实信息的来源"和内嵌于用户工作流中的决策辅助。这也就是我们最近宣布要努力提升医疗服务的透明度，并且在电子健康档案中进行共享的原因。我们还要将针对纸质表格所采用的开放记录政策应用于电子健康档案和相关的患者应用端口，同时，在患者的医疗表格中为其提供所有的信息，其中包括医嘱等。我们还积极地研究新技术，以便让患者能够更轻松地录入其个人健康信息。

联邦及各州政府针对医患关系所制定的法规方面存在着一项重要的挑战。大多数州要求临床医生在开处方之前要与患者进行面对面的沟通，或是要求本州的医生负责监督医护人员与助理医师。此外，只有少数的州允许外州执业医生对患者进行面对面诊疗或虚拟诊疗咨询。

此外，落后的联邦监管支付政策也限制了远程医疗在医疗保险及其他联邦健康保障方案中的应用。

最终，联邦政府可能会推出一系列法规，例如《2012 年度远程健康促进方案》（H. R. 6719）。2013 年春季，该法案在国会中获得极大的支持，并确立了联邦支付政策，"不得由于医疗咨询是通过电讯系统提供的而将其排除在医疗保险范围之外。"如该法案获得通过，将提高医疗保险、美国公众医疗补助体系、儿童医疗保险计划、卫生保健计划、联邦雇员健康计划、退伍军人服务部等所涵盖人群选择远程医疗服务的使用。该法案还使医疗服务机构能够在州一级获得注册，以便针对全美任何偏远地区的患者，在上述远处医疗健康计划中接受治疗。该法案中针对联邦医疗方案还进行了一些改变，如下所示：

- 让医院也从节省的费用开支中分一杯羹，以此鼓励医院应用远程医疗系统而降低二次入院率。
- 免除医疗组织在使用远程健康服务时收费限制，并允许他们利用远程医疗作为面对面医疗的同等替代物。
- 调整针对在家诊疗的付费时间，以便更好地推动远程系统所提供的患者监测。
- 在美国公众医疗补助体系中创建远程医疗服务选项，以治疗高风险的妊娠。

这些变化幅度很大（前提是该法案获得通过），但它们并没有涵盖商业保险体系。这里面需要对各州的政策进行调整。这不仅应当包括对服务机构注册要求的改变，还应包括针对远程健康的保险范围制定法规。到目前为止，只有 15 个州制定了法规要求医疗健康计划必须涵盖远程医疗健康服务，并对此给予支付，其中 4 个州（加州、宾州、德州、佛蒙特州）将此法规扩展到公众医疗补助体系中了。

然而，有 44 个州在其公众医疗补助体系中包含了某种形式的远程健康服务（康涅狄格州、爱荷华州、马萨诸塞州、新罕布什尔州、新泽西州、罗德岛、哥伦比亚特区在其公众医疗补助体系中均未对任何形式的远程健康提供支付）。

上述 44 个州均为实时医疗视频服务提供支付，只是有些州仅限于医疗设施欠发达地区。只有 7 个州为提供非同步远程医疗健康（医疗专业人士之间医疗信息的电子传输，例如数字化影像资料、健康文书、预先录制的视频）进行支付。只有 10 个州对远程患者监测提供支付，只有 3 个公众医疗补助方案对上述所有 3 种远程健康提供支付。159 大多数州规定必须在面对面的诊疗中方可开处方。

但也有好消息，2013 年初，13 个州正在考虑出台某种形式的远程健康法规，其中有 6 个州和哥伦比亚特区将推出法案以便在私营医疗保险中涵盖远程健康服务。

远程健康的技术远远超出了远程健康的理念在社会中的推广普及，我们现在正处于其腾飞的临界点。

> 大卫·雅各布森
> 伟彭公司的业务发展副总裁
> 该公司获得了州政府资助
> 转引自《无线医疗》，普华永道的健康研究机构，2010

开出好处方，实现降低费用

总部设在洛杉矶的 DRX 公司是一家基于互联网平台而提供比较工具、技术和数据的公司，该公司副总裁杰佛·雅尼加称，医生在开处方时经常不会考虑患者的医疗保险情况。这推升了患者和医疗计划所承担的费用。但是，如果医疗计划为其提供医疗服务人员提供一种工具，以便其更好地了解其处方时，会产生什么结果呢？

这就是 DRX 公司目前所开发的应用软件产品。该公司推出了一整套药物比较学应用软件程序，可以告诉患者某种药物是否在其医疗保险范围之内，其费用是多少，哪一家药店的售价最优惠，以及是否有药效相同、费用更低的同类其他药物。这款应用软件很棒吧？医疗保险计划的人员可以在医生办公室中使用这款应用软件，并在医生开处方前告知医生。

2011 年，对用户活动所做的 1 份公司分析发现，它为用户（这其中包括医疗保险计划）节约了约 13 亿美元。如果所有的用户都遵循了他们所获取的信息，那么，所能节约的费用就会接近 120 亿美元。

本 章 要 点

❖ 我们希望付费方和雇主都能采用移动医疗，尤其是远程医疗，并将其作为改进医疗质量、降低医疗费用的重要工具。

❖ 在使移动医疗获得支付过程中，我们必须面对并克服重重壁垒。

❖ 需要说明如何对移动医疗相关的活动进行支付，这其中包括由谁来对远程医疗服务等方面的设备进行先期投资。

❖ 需要在联邦和州政府层面上努力改变现状，以鼓励远程健康的发展，并为其应用提供合理的支付系统，我们还要改变各州对医生和护士的注册法律要求，使他们能够治疗任何一个州的患者，并可以在非面对面诊疗的情形下开处方。

❖ 我们需要想办法将应用程序与其他移动医疗服务相集合，以便让付费方提供患者的个人健康记录，我们还要想办法挖掘通过这些应用所获取的信息，以便为患者提供个性化的医疗服务、以提高医疗质量和降低费用。

第六章　移动医疗在全球舞台中的作用

全球有30亿人每天生活费不到2美元，有10亿人无法获得医疗服务的保障……但是，在如此有限的医疗设施基础上，出现了为穷人提供医疗服务的大跨越式创新。

《推动移动金融和移动医疗之间的对话》

移动医疗联盟。华盛顿特区，2012

短信即将改变妇女和儿童的健康。手机配备了电子心电图技术。无透镜显微镜可以通过1部智能手机"诊断"人体免疫缺陷病毒和疟疾。研究数据采集和培训都可以通过虚拟方式完成，即使在全世界最偏远、最贫困的地区也能通过1部智能手机实现，而那里的1名医生经常要承担数千人的医疗服务。

这可不是童话故事。这是事实，这一幕幕正在孟加拉、坦桑尼亚、肯尼亚，乃至整个非洲、南美洲、中美洲、中东等地区发生。这些地区没有供电、没有有线电话、医院设施寥寥可数。而这种移动医疗方法却十分奏效。

你只需看看2012年12月在华盛顿特区举办的移动医疗峰会的内容。该会议的主办方首次将全球健康跟踪系统纳入到会议内容。

与会者在分组讨论中提交的论文题目包括：《前方的道路——全球医疗健康领域中移动技术前景》、《使用手机来改善妇女和新生儿的健康》、《升级——创造一个有利的环境》。与会者来自世界各地，包括尼泊尔、巴西、坦桑尼亚、白沙瓦、乌干达以及世界卫生组织。

只要你看看数字，就很容易明白为什么人们对此兴趣浓厚了。尽管全球医疗费用超过了4.2万亿美元，但其中约90%都是由20个工业化发达国家支出的，而其人口仅占全球的16%。仅美国就占了近1半的医疗支出费用，而其人口仅占全球人口的5%。上述20国之外的其他国家的医疗开支仅占11%，但却要应对近95%的病患医疗服务[116]。

发展中国家的医疗状况如何呢？位于巴尔地摩的约翰·霍普金斯大学全球移动医疗规划主任阿兰·任阿拉布里克博士称："情况实在令人惊诧！挑战也是巨大的。"

移动医疗可以改变所有这一切，这就像 2013 年普华永道公布的一份报告（PwC）的标题《联网生命》。这份报告全称为《联网生命在未来 5 年中的影响》，它指出通过持续采用和实现移动医疗技术，可以挽救非洲大陆上成千上万人的生命。

此外，请看普华永道对 10 个发达国家和不发达国家的居民所做的调查结果（图 6-2）[97]：

- 在发展中国家，61% 的受调查者意识到了"移动医疗"的概念，而发达国家这一比例为 37%。
- 在发展中国家，59% 的受调查者至少使用过 1 次移动医疗服务，而发达国家这一比例为 35%。
- 发展中国家比发达国家有更多的医生提供移动医疗服务。

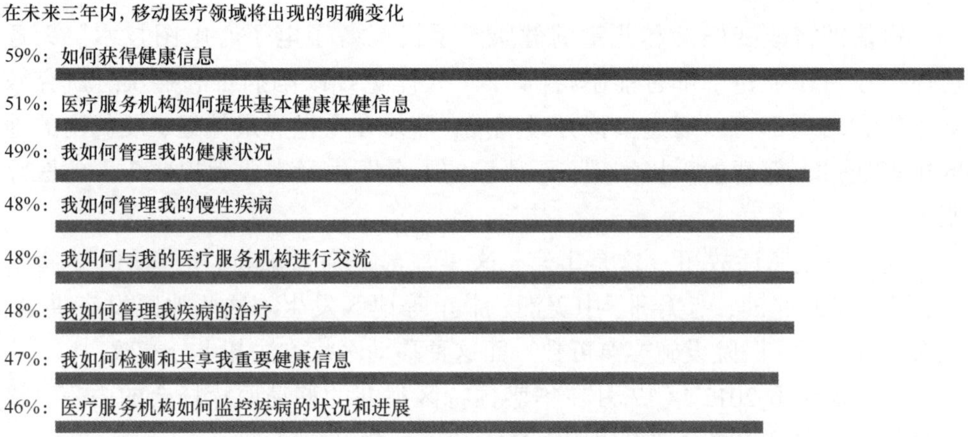

在未来三年内，移动医疗领域将出现的明确变化

59%：如何获得健康信息

51%：医疗服务机构如何提供基本健康保健信息

49%：我如何管理我的健康状况

48%：我如何管理我的慢性疾病

48%：我如何与我的医疗服务机构进行交流

48%：我如何管理我疾病的治疗

47%：我如何检测和共享我重要健康信息

46%：医疗服务机构如何监控疾病的状况和进展

图 6-1　新兴市场中患者对移动医疗的预期

资料来源：普华永道在 2012 年经济学人智库情报单位的研究基础上所做的分析

在贫穷、不发达国家比在美国等富裕和发达国家中，移动医疗更深入人心、也更为人们所熟悉。这是什么原因呢？一言以蔽之：需求。

与发达国家不同，发展中国家的人们是本国落后医疗体系的弃儿。对许多人而言，最近的医院距离住所有 100 英里远，而大部分人又缺乏交通工具。医生数量也很少。对于这些人来说，移动医疗并非可望而不可即。它已经成为了生活中的必需品。它是获得现代医疗服务的唯一途径。

　　除了更大的需求之外,某些发展中国家的政府并没有像发达国家政府那样受到既得利益的阻碍(也被称为院外活动集团和政客)。因此,它们可以更为迅速地制定出建立在移动医疗基础之上的新医疗体系,而且受到的行政阻碍比西方国家更小[97]。

　　即便这些国家的人们经常无法获得自来水、公路、可靠的输电供应、有线电话等设施,但上述移动医疗服务也是可能的。这是因为它们有一项科技能够实现移动医疗——智能手机[160]。联合国的国际电讯联盟预计,发展中国家大约80%的人群订购了手机服务,且全世界62%的互联网用户位于不发达国家和地区[161]。即便那些没有手机的人也可通过亲朋好友的手机连接互联网。

　　在发展中国家里,由于基础设施的限制,人们从未充分使用过个人电脑,因此,手机已经成为一种跨越式科技。这也导致他们直接从模拟通讯过渡到智能手机,并使手机成为他们的便携式"电脑。"

　　在发展中国家里,每5千人平均拥有11张医院床位和305台电脑,但却拥有2293部手机[162]。截止到2011年底,105个国家的手机使用数量超过了该国的人口数量,这其中包括博茨瓦纳、加蓬、南非[31]。总体来说,全世界60亿部使用的手机中大约有76%属于发展中国家的用户。

　　农民利用手机获取最新的农产品价格;没有开设银行账户的人利用手机将钱转账给亲人;南非农村的教师利用手机联系学生家长并告知其子女的行踪。在加纳,出租车司机利用手机配备的特殊传感器以测试并报告空气污染程度。在整个发展中国家里,社会活动人士利用文字信息和其他社交媒体组织抗议活动[139],你只需想一想2011年所发生的阿拉伯之春运动就明白了。

　　现在,让我们看一看非洲的马拉维,这是一个位于非洲南部的小国,人口约1600万。每63名居民拥有一条电话线,但每5名居民却拥有一部手机。坦桑尼亚的情况与此相似,该国大约12%的人口拥有银行账户,但一半以上的人口拥有手机[115]。在各个发展中地区,撒哈拉以南非洲地区的手机增长速度位居全球第一位。2000年,当地只有1%的居民拥有手机。截止到2012年,该比例已经跃升至54%[146]。

　　图6-2展示了其他10个国家中的手机使用情况

　　现在发生了巨变。10年以前,拉布里克博士和他的团队在孟加拉国的两个地方开展工作,这两个地方相距18英里。当时的通讯条件十分困难。他指出:"我们都在研究对信鸽作投资,因为没有办法打固定电话。"

　　但是,急速的变化发生在2009年底之前。"我们在孟加拉农村地区的宽带互联网速度比马里兰的巴尔的摩的还要快。"

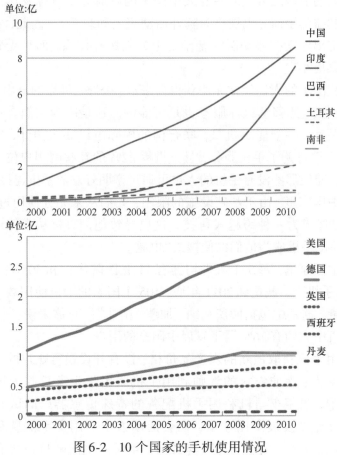

图 6-2   10 个国家的手机使用情况

资料来源：国际电信联盟，2012 年 4 月

手机已成为了生命线

拉布里克博士称，手机越来越多地充当生命线，它使得边远地区的人们能够获得他们所需的医疗服务，并且在全世界最贫困的地区完成此前难以想象的任务。这其中包括下列方面：

- **收集数据**　他说："全球健康研究中再没有什么比计算能力更重要了。如果你无法对问题进行定量分析，你就无法争取到政策和财政的支持。"通过让社区健康工作人员利用其手机将数据直接发送到数据库里，简化并改进了数据收集、减少了错误、还提高了工作人员的满意度。因为他们现在再也不用搬运大捆的纸张文件了。最重要的一点在于，它使全国健康医疗系统能够跟踪、监测每个层面上的基本健康指标，并且作出相应的决策。手机可以为这些社区创造一个数字化网络系统。

- **培训**　在发展中国家，大多数医疗活动并非是由医生提供的，而是由经过培训的社区健康工作人员实施的。只要他们能将关于某种药物剂量的问题通过文字方式发送给数百英里以外的医生，就能够改善当地的医疗服务水平。手机设备还可以预装药物剂量计算器、临床诊疗指导、决策协议、药物信息以及健康工作人员可能无法记住的其他重要医疗健康信息[117]。

- **诊断**　目前，医疗工作人员还可以将照片及其他临床信息发送给数百英里以外的医生或护士，这就使医生能够快速地诊断患者，并给出合理的治疗方法。

- **预防和治疗疾病**　提醒器、互动式游戏、其他网络社交工具都被用于鼓励居民在必要时寻求帮助、接受重要的测试、获取疫苗及其他药物。

- **灾害应对**　手机还可以用来在地震、洪灾及其他自然灾害发生后确定水质安全程度、定位幸存者、对伤员的伤情分类检查。国际医疗团队的成员丹·戴蒙德医学博士对 mHIMSS 的记者这样说道：智能手机是他最重要的医疗工具之一。戴蒙德博士利用手机完成多项任务，其中最重要的任务是快速搜索医疗参考资料，以获取关于他此前从未见过的疾病、感染、药物使用、伤情等方面的信息。手机的全球定位系统还可帮助他跟踪供应人员和医疗人员、寻找伤员并在道路无法通行时更改医疗补给车辆的行驶路线。条形码扫描功能还可以帮助他跟踪医疗物资的库存情况，同时，社交媒体应用也可以使他能够联系上不同的灾害专家和灾区的居民[128]。

案例研究：从阿布扎比的简陋条件开始

　　克利夫兰医学中心为何要在阿联酋的一个小酋长国阿布扎比投资 16 亿美元，兴建一座拥有 360 个床位和 2500 名员工的医院综合研究中心呢？该国最大的城市中仅有 60 万居民。我们能够做到这一点，是因为人们对此存在需求。此外，这提供了独特的机会来同阿联酋合作设计并兴建未来的医院模式，并创造出全球医疗目的地。

　　这座医院预计于 2014 年末开业，其产权归属阿布扎比政府和穆巴达拉开发公司（公共股份制公司），只不过是由我们（克利夫兰医学中心）来经营它。其他令人感兴趣的方面如下所示：

- 大约有 30 亿人可以在 6 小时之内乘坐航班到达这家医院。
- 它可以扩建为 490 个床位。
- 它将聘请约 170 名医生和 1500 名护士和健康专业人士。
- 医生必须达到在美国克利夫兰医学中心所规定的相同技能要求，这其中包括北美的医生资格认证要求（或同等条件）。

- 它将设立 30 多个医疗和手术科室。
- 它将提供 4 个皇家专用套间。
- 这是阿联酋最大的钢结构建筑，其总重量超过 3 万吨。

我们的目标是将克利夫兰医学中心的核心理念传到阿联酋，尤其是我们以患者为中心、专注于群体医疗模型的理念。

阿布扎比的克利夫兰医学中心的首席信息官兼该项目聘请的第一位员工迈克尔·里根称："起初我们的愿景是建造一座数字化医院，即一座智能化建筑。"按照预定的路线，该医院将从开业第一天起提供 6 级电子医疗记录采纳模型，截止到 2013 年 1 季度末，美国也只有 9.1% 的医院将此付诸实践[163]。

兴建一座数字化医院意味着要创建一个可相互操作的聚合网络系统，同时，建筑物的所有系统、安全、娱乐、流动性、生化服务共同存在于同一个基础设施中。当然，如果连接断开时，你可能连灯也无法打开，因此，该网络系统具有高度兼容差错的基础设施。

里根说："只要想一想阿布扎比的医疗环境和基础设施落后于美国 20 年，而且高级电讯设施才刚刚起步，就能明白兴建这样一座医院给人留下的深刻印象。"他说："我们需要政府的许可来安装 10G 网络系统。"这在克利夫兰医学中心是司空见惯的事情。该国甚至没有光纤基础设施，不过目前正在开始换代光纤系统。里根认为，"从网络通讯的角度来看，这里给人的感觉就像是 20 世纪美国的 80 或 90 年代。"

就流动性而言，该院采用的是手机而非电脑。里根说，在该国，无论是最高层的总裁，还是出租车司机和小时工，大多数人总是至少怀揣着两部手机，即便是专业人士也很少拥有家用电脑。他还说："当地人的手机是一周 7 天、全天 24 小时联网，这太令人惊讶了。"例如，他准备针对该医院做一场现场发布会，但反应不温不火。但当他通过手机进行发布之后，"情形就完全不一样了。"

他说："当地人都是通过发送短信进行沟通，所有的事情都不例外，"这包括从银行取钱、订餐、安排发货。很少有人使用语音留言和电子邮件。

他说，在当地的医疗服务体系中，短信或短信息（SMS）已经根深蒂固了。此外，医疗服务机构还向患者发送关于预约和行车路线的提示短信。它们不像美国的医疗实体机构那样，可以通过手机访问医疗记录或在线诊疗排班表。

里根称："在这里，这些途径尚未得到广泛认可。"但是，这家医院依然会提供 EPIC MyChart 个人健康记录系统，并以此作为患者与医疗服务机构之间的沟通方式。

他们将逐渐开展这项业务，起初只提供"文化上适宜"的在线信息，之后将逐渐提供医疗咨询服务。当然，所有这些都立足于移动手机平台。

里根说，重视技术所带来的一大优势在于，阿联酋人也能获得高品质和高科技，并在公司的技术档案基础上作出购买决定（包括医疗服务的购买）。

对于临床诊所而言，他称"诊所普遍希望利用远程医疗和家庭监测等技术，以降低费用并且提供价值。"尤其是医院需要解决许多问题，例如如何为人们提供最佳的医疗服务，以方便他们不必要花费几个小时前往医院就诊。

在过去的 3 年中，针对如何在简陋的条件下建造一座顶级水平的医院和患者医疗体系，里根和他的团队已经总结出许多极具价值的经验教训。

- **了解基础设施**　虽然里根在最近的 3 年内目睹了阿布扎比电讯基础设施的改善，但"这项工作依然充满着挑战。"他们必须努力发现挑战并设计出灵活、强大的系统，以使其不仅能够克服当前的障碍，还要能应对未来的挑战。

- **了解文化**　在阿联酋，客户服务是王道。他称："是否前往某个医疗机构或某位医生就诊取决于你所能获得的最佳医疗服务，"这些甚至超过了患者所获得医疗质量的影响。这些综合服务项目中包括了停车、患者的病房服务、定期提供咖啡和茶水等，所有这些都包含在医院的运营之中。此外，该院推出的任何新服务一开始就要产生成果，这一点也很重要--不要预先测试。里根说："口口相传是不二法则，"这甚至影响到人们对医疗机构和医院的选择。"如果人们的亲身经历很棒或很糟糕，就会很快产生扩散效应。"他告诉我们，阿联酋人的流动性非常高，他们上下班可以穿越数个国家。数字化网络必须在所有的操作系统平台上运营，而不能仅限于阿联酋所使用的系统平台。

- **评估法规环境**　新的医院将使用最新的支付标准和付费方法，这其中包括 ICD-10（这在美国仍在使用）和与诊断相关的支付组（DRG）系统。但是，这需要从非电子化、非联网的支付系统迅速转变到高度医疗联网性能的系统。他称："这是一场巨大的转变，这需要大量的时间和精力。"

- **理解医疗实践的差异**　在美国，医生习以为常的事情在阿联酋常常不为人所知，例如电子化开处方。

- **较早开始招聘**　里根称，在以两位数字增长的信息技术产业中，寻找并招聘富有才干的信息技术（IT）专业人士也是一大挑战。

其他医疗机构在简陋的条件下开展类似医疗服务项目时，可供借鉴的、最重要的经验是什么呢？"围绕着手机、尤其是智能手机设计系统。"

表 6-1　美国和阿联酋的医疗对比

医疗参数	美国	阿联酋
产妇死亡率	每 10 万人 21 人	每 10 万人 12 人
婴儿死亡率	每千人 5.9 人	每千人 11.25 人
人均寿命	78.62	76.91
健康开支	国内生产总值的 17.9%	国内生产总值的 3.7 %
医生密度	每千人 2.7 人	每千人 1.9 人
医院病床密度	每千人 3 张床位	每千人 1.9 张床位

资料来源：《世界概况》，中央情报局，2013。

用移动医疗将社区医疗工作人员武装起来

对于全世界"垫底的 10 亿人"和居住在农村地区的穷人来说，社区健康工作人员经常是他们首要的、也是唯一的医疗服务提供者。

交通闭塞和缺乏基本技能培训制约了他们提供常规医疗以外的医疗诊断能力，而且经常被排除在大型医疗服务体系之外。移动医疗有可能改变这一现状。拉布里克博士说："现在，移动医疗系统可以解决上述不平衡现象，而且在此之前几乎没有可行性。"这些移动医疗系统可以为一线的健康服务工作人员提供持续性的专业技能培养和训练，并使其成为医疗服务体系中技能熟练的成员[164]。

位于马拉维国纳米泰特市的圣加布里埃尔医院就是个很好的案例。该医院为方圆 100 英里的 25 万人提供医疗服务。为了让附近村民也能获得医疗服务，该院使用了 600 名社区健康工作人员志愿者，他们中许多人无法获得机械化的交通工具。

这些员工是这家医院的耳目。他们步行来往于农村社区之间，以确定村民是否按照医嘱服药，并提醒他们与医生的预约、为他们提供临床检验结果、提供建议、回答他们的问题、填写详细的健康记录。就在前不久，所有这些记录工作都采用纸质形式，这就需要他们步行数十英里来往于村庄和医院之间以提交报告。由于这一过程耗时过长，因此，医院每个月只能收到 25 份报告。

后来，该医院给 75 名工作人员配发了手机，总共花费了 250 美元。他们有了手机之后，便可以给医院工作人员发送文本短信，以方便交流：

- 告知院方患者何时需要补充药品，以便护士在下次定期出访时送药。
- 如果患者死亡时通知院方，以便护士不必再浪费精力前来送吗啡或其他镇痛药物。
- 报告患者是否按规定服药，这在治疗 HIV 感染和肺结核（TB）的患者时尤为重要，因为忘记服药可能会产生抗药性。
- 将患者的问题转告医生或护士，并立刻获得答复。
- 请求急救治疗。
- 请求更多的药品供应。
- 确保患者理解开出药物用途和使用剂量。

由此产生了令人惊诧的结果。这家医院在 6 个月内节约了 2750 美元，这主要是汽油费，因为护士和肺结核协调员不必再花费汽油来往于各个村庄。由于工作人员不再需要长途跋涉往来于医院，他们可以服务更多的患者。现场报告数量从每月 25 份手写报告飙升至每月 400 份文本报告。在短短的 6 个月内，这家医院将其服务的肺结核患者数量增加了 1 倍[165]。

无独有偶，乌干达健康信息网络系统也为健康工作人员配备了智能手机。他们利用智能手机可以输入各种健康信息，这其中包括药物的用法、疾病的发病率、药物的供应和库存。这些数据利用手机网络通过电子邮件发送到另一座城市的中心服务器，之后再将这些信息转发给相关人员，以便他们回复信息（如果需要的话）。每周还向这些工作人员发送几次教学辅导内容。该网络系统节约了费用，在最初的 6 个月内节约了 25% 的费用，这主要是因为这些装置降低了差旅需要。健康工作人员还报告称工作满意度上升，因为手机要比 10磅重的纸质报告更便于携带[162, 166]。

在过去的 5 年里，全球有数百个试点项目对移动医疗战略进行了试验，以提高社区健康工作人员的工作能力并改善他们所服务的人群所获得的医疗质量……这些系统使人们能够完成原先因后勤保障因素而无法完成的任务——人口统计，怀孕、出生、死亡登记，产前、产后、疫苗接种等上门服务制定日程安排并对延误和未去情况进行说明，提供至少一份基本的健康记录。这些系统还提供了改进系统效率的方法，包括工作人员管理、监测供应链（其中包括识别假药）、实时监测和报告重大事件和系统性能，这一点十分重要。

最重要的一点在于，手机最关键的功能是语音通讯，而这经常淹没在创新的海洋中。语音通讯是移动医疗革命中的核心，它使工作人员能够随时随地在必要时获得同事和上级的指导。

阿兰·兰·拉布里克博士
霍普金斯大学全球移动医疗计划主任

发展中国家的移动医疗：关爱产妇和儿童健康

据世界卫生组织估计，每天有 800 名妇女死于怀孕或分娩过程中，其中99% 的妇女来自发展中国家[167]。此外，尽管婴儿死亡率近年来有所下降，但发展中国家的这一比例依然十分惊人，这在撒哈拉以南的非洲地区尤为明显，那里出生首月夭折的新生儿比例超过了全世界任何地方。总之，出生在非洲的儿童在出生一周岁之内夭折的比例超过了欧洲或其他发达国家的 6 倍[118]。

然而，产妇死亡中高达 75% 的比例和新生儿死亡中高达 70% 的比例是可以预防的[168]。

解决这个问题似乎是不可能完成的任务。在许多发展中国家，遥远的路途妨碍了孕妇获得医疗专业人士的照料，更何况那里的医疗专业人数要少得多。例如，每10万名马拉维人口中只有1名医生。实际上，马拉维的医生短缺现象极其严重，以至于在英国曼彻斯特工作的马拉维医生数量都超过了在该国本土的医生数量[165]。

因此，这也说明为什么马拉维的孕妇死亡率高达每10万人460例（美国为每10万人21例），新生儿死亡率高达每1千人79例，而美国为每1千人6例[169]。

但是，这里正是移动医疗大显身手的好地方，他们也确实这么做的。实际上，如果回顾一下《母婴健康杂志》中发表的34篇文章，就可以发现移动医疗仅仅通过最大限度地减少产妇或婴儿获得急救的等待时间，就取得了成效[168]。

服务乡村项目为产妇、新生儿、儿童提供了免费健康热线、手机小贴士、手机提醒。有许多马拉维人参与了该项目。2011～2012年，该热线1个月就收到了约500个来电。77%的用户称他们改变了怀孕和分娩方面的行为，例如孕妇营养和辅食。70%以上的用户称他们从所获得的信息中学到了知识[170]。

在孟加拉，孕妇死亡率是女性死亡的主要因素之一，该国90%以上的分娩都不在医院进行，新生儿死亡数量占5岁以下儿童死亡总数的一半以上（57%）。挪威电讯集团是一家移动通讯公司，它出台了一项健康计划，以教导孕妇如何关爱自己并提醒他们注意婴儿疾患的早期预警征兆。该计划还针对家庭规划和母乳喂养提供建议。该计划于2011年推出，其目标是在2014年底之前为50万名女性提供服务[171]。

孟加拉的另一项计划为妇女提供培训，以教会她们如何在即将分娩时给医疗工作人员或助产士发送短信，以便让他们赶来帮其接生。自从该计划推出以来，参与该项目的89%的女性在分娩时获得了帮助。该项目获得了巨大的成功，以至约翰·霍普金斯大学的研究人员对其加以拓展，使工作人员更便于开展产前检查和产后健康检查[131]。当地的孕妇如果将其手机号码登记，以允许手机接收免费产前建议，还可以获得手机服务费用的折扣。该计划的成效尚未受到评估。

在南亚，有四分之一的婴儿为早产儿。拉布里克博士称，健康官员经常是在胎儿出生之后一、两天才得知分娩消息，而这段时间正是新生儿死亡最高发的时间。如果有了手机，产妇便可以给医疗工作人员发送短信，告知其自己要分娩，他说："然后我们就可以将精通业务的健康工作人员派往她家，以提供医疗服务或在发生紧急情况时协助其送往医院。这为我们提供了此前从未接触过的、全新的公共健康战略。"

在发展中国家，一项重要的母婴健康方案是孕妇行动移动联盟（MAMA）。该方案由时任国务卿的希拉里·克林顿于2012年母亲节推出，它是美国国际开发署、强生制药公司、联合国基金会、宝宝中心、移动医疗联盟之间所达成的合作伙伴关系。

为了使用上述免费服务，一位母亲所需做的一切就是提供自己最小的孩子的预产期或出生日期以进行登记。之后，她每周就会收到关于孕期和新生儿一岁之内的注意事项方面的信息和提醒。这些信息中包括针对营养、母乳喂养、新生儿护理、免疫接种等方面的建议。这些提醒有助于让母婴按时接受医疗护理。虽然现在说这项服务对健康产生的影响还为时过早，但该联盟将继续扩大服务对象。迄今为止，已经有 35 个国家在使用它的服务[172]。

虽然孕妇行动移动联盟是大型的高科技项目，但它并不需要一直投入大量的资金或资源。在 1996 年时，乌干达的农村延伸服务与医疗特急援助项目教导了志愿助产士一些怀孕并发症的征兆，还为他们提供了最简单的移动工具——步话机。这使助产士们能够在遇到母婴危机的情况下呼叫应急交通工具赶到，这大幅减少了一半的孕妇死亡率[168]。

作为印度尼西亚的助产士移动电话项目的组成部分，2005 年推出的世界愿景项目为助产士提供了移动电话和话费信用，以便他们能在需要时咨询产科专家。由于助产士可以与经验丰富的医生和工作人员经常进行联系，还能接触到更多的医疗健康信息，因此他们能够更好地解决具有挑战性的健康问题[168]。他们还可以治疗更多的妇女，因为他们可以在必要时通过电话联系并径直前往患者家中。随着信息的横向和纵向流动，使医疗体系中的相互合作水平得到提高。如果助产士无法解决复杂的医疗问题时，还可用移动电话将其转送到医院救治。

该项目的结果报告发现，助产士在接生时感觉更舒服、更自信，因为她们可以获得专家的帮助。该报告作者称："总体来说，我们的发现证实（信息与移动通讯技术）可以有效地提升医疗工作人员的工作绩效并改进医疗体系的效率，证明其提高工作能力的好处……"[173]

通过桑给巴尔的有线母亲项目等举措，表明移动医疗有潜力通过提高助产士的技能并获得挽救生命的治疗，以改善孕妇的健康状况[174]。

该项目进行了一组随机研究，从产前第一次检查到分娩后 42 天针对 2550 名孕妇进行了跟踪。干预组获得了关于健康教学的短信、关于产前上门服务的提醒以及分娩时获得医疗工作人员帮助的重要性。这些信息是根据孕妇的怀孕时间全程定制的。

干预组中 60% 的妇女在分娩时获得了熟练助产士的帮助，而控制组中的该比例为 47%。更重要的是，干预组中更多的妇女接受了 1 次以上的产前检查，而且并发症的发生率仅为 7.5%，而控制组为 11.5%。2005～2009 年，干预组中的孕妇死亡率大约从每10万人中500人下降到300人以下，不过这其中的因素并非仅限于有线母亲项目（图6-3）[174, 175]。

你可以发现，移动医疗极大地改善了母婴健康状况。我们不禁要问，为什么不在每个国家使用移动医疗呢？这也同样应当包括美国。

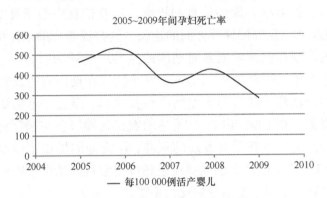

图 6-3　有线母亲：死亡率示意图

资料来源：伦德·S 与哈米德·M。《有线母亲：在桑给巴尔利用手机改善母婴健康》。哥本哈根：哥本哈根大学出版社。网址：http：//www. oresund. org/logistics/content/download/74534/429853/file/Ida- Marie_Boas_Wired_Mothers. pdf. 2013 年 3 月 8 日。

无论你的智能手机如何智能，它都无法直接为孕妇接生。但它能够提供相关链接以预防母婴发病率和死亡率。

帕特里克·迈克尔博士
纽约哥伦比亚大学国际与公共事务兼职助理教授
在 2012 年移动医疗峰会上的讲话

利用移动医疗提高免疫接种率

2011 年，美国爆发了近 20 年来最严重的麻疹大流行。虽然无人死亡，但有 222 例确认患者。176 全世界每年有高达 10 万多名儿童死于麻疹，其中大多数发生在发展中国家。

全世界有五分之四的儿童在一周岁之内接受过 3 种最基本的疫苗接种——白喉、破伤风、百日咳。根据世界卫生组织的报告，全世界有 2240 万名儿童未能接种上述疫苗，其中有 70% 位于下列 10 个国家：阿富汗、乍得、刚果民主共和国、埃塞俄比亚、印度、印度尼西亚、尼日利亚、巴基斯坦、菲律宾、南非[137]。

缺少保护也是一个原因，这导致在发展中国家，5 岁以前死亡的儿童比例超过了发达国家儿童的 33 倍——这些都是因为可预防、可治疗的疾病而丧生，例如肺炎、腹泻、疟疾、麻疹[168]。据世界卫生组织估计，如果全世界的接种率由 2009 年的 82% 提高到 90%，则每年可以多挽救至少 2 百万个生命[177]。

移动医疗应需而来。

移动医疗提醒可以鼓励父母让其子女免疫接种——之前所推出的许多项目就是为了实现这一目标。在孟加拉，卫生和家庭福利部将儿童免疫接种作为首要任务，并在 30 多年前设立了全国免疫接种日。前不久，该国又推出了移动医疗，并在全国免疫接种日通过手机短信对该国每一部手机开展疫苗宣传活动，以敦促家长让子女前往免疫中心参加免费接种活动[4]。

在肯尼亚西部的农村地区，研究人员让 72 名妇女参加了一项研究，并在婴儿第一次和第二次免疫接种日期之前 3 天和当日均对其中一半的人发送短信提醒。如果她们在预定接种日 4 周之内前去接种，研究人员还（通过手机）给这些妇女支付 2 美元或向她们提供免费通话。90% 的儿童家长在收到短信之后会在预定接种日 4 周之内前去第一次接种；而第二次接种的比例为 86%。而没有收到短信提醒的妇女中只有 60% 的人带孩子去接种[178]。

在孟加拉，2012 年有接近 1 亿移动电话用户，该国卫生部收集了所有孕妇的手机号码，并利用该手机号码信息向她们发送免疫接种短信提醒，并监测儿童的免疫接种率。该方案推出的第 1 年，接种率比例仅为 85%，目前已大幅攀升。该国卫生部长获得了比尔和梅琳达·盖茨基金会 2011 年度免疫接种创新奖，这是理所当然的[179]。

案例研究：绘制疟疾发病地图

为下一代积极创新（PING）是由年轻人领导的非营利性组织，其总部设在博茨瓦纳，它负责实施与青年健康相关的技术项目。该组织的目标是通过使用创新科技并在当地居民中创造更多的解决问题方案，以解决健康和发展问题。该组织与克林顿基金会和博茨瓦纳卫生部通力合作，在 2011 年 3 月至 2012 年 6 月期间推出了为期 15 个月的试点项目，利用智能手机推广疟疾早期检测系统（MEEDS）[180]。

该项目使医疗设施能够向该国卫生部提交定期报告，使健康工作人员能够实时报告疾病的爆发数据，并对该数据配上全球定位系统，还能向该地区中的其他所有健康工作人员发送短信息警告疾病的爆发。与需要 3 至 5 周才能完成的纸质记录不同，该移动数据的报告、收集、传播只需要几分钟即可完成。该项目取得了下列成果：

- 地方与中央官员都在诊断后 48 小时之内得到了疟疾呈阳性的所有病例通报。

- 在前往医疗设施的医疗人员中，平均有77%的人每周发送关键性指标报告。
- 自动生成病例报告数据后，立刻便可通过网络提供给当地和该地区的健康工作人员。
- 工作人员可以根据居住场所绘制疟疾阳性病例地图，之后对其展开调查并对患者进行监测。
- 疟疾疑似病例接受检验的比例从11%上升至98.4%。

金点子：移动显微镜

埃道甘·奥兹坎是加州大学洛杉矶分校的助理教授，他发明了便携式轻型显微镜，并将其与智能手机相连接，以便让手机成为移动医学实验室，分析血液、体液、水质样本，以便诊断出可能威胁生命的疾病。这种显微镜没有透镜，完全基于算法和计算机代码，利用检验光在所检验的细胞中所产生的作用，之后再将这些模式与存储在数字化数据库的肺结核、疟疾、性传播传染病、艾滋病毒等病毒模式进行比较。它的成本是多少呢？每次测试耗资10~15美分[181]。

通过移动医疗辅导医生

肯尼亚位于马拉维东北1千英里。尽管该国在该地区的经济最发达，但是它仍然是一个发展中国家，其中有一半的人口处于贫困线以下。

肯尼亚的基贾贝医院距离内罗毕两个小时的车程，被誉为该地区一颗耀眼的宝石。这是一座现代化的医院，设备先进，并聘请了100名员工，每月治疗1万名患者。

但是前不久，该院奇缺医疗参考资料和医疗技术工具。与该地区的其他医院相似，该院的许多设备、资源、药品都来自于捐赠，而且经常是因为美国的医院不再需要这些物资后将其捐赠给该院。虽然大多数设备依然能使用，但医疗书籍过于陈旧，而且经常有60~80年的历史[133]。而且书籍的数量也很少，常常是30个学生公用6本参考书籍。

现在有了名叫健康电子村庄的移动医疗项目，它是罗伯特·肯尼迪正义与人权中心与医生计划于2011年共同发起的。该项目为发展中国家的医疗专业人士提供了手持移动设备（例如iPod Touch和iPad）。而且这些设备预先安装了最新的医疗参考资料和培训视频与诊疗决策工具。现在，那里的医科学生不必再共用破旧、过时的书籍了，他们可以接触到知名医生和研究人员在实证基础上所提供的最新内容。

这项工作产生了立竿见影的收效。就在健康电子村庄提供的平板电脑送达前 1 天，1 名患者死于癌症并发症。但是在工作人员开始使用这些平板电脑之后，他们便可以利用这些移动设备检索治疗方案，治疗了患有相同并发症的另外一位癌症患者，并且有能力挽救了他的生命。

1 位年龄 15 岁的女孩在分娩过程中，胎儿出生后没有呼吸。1 名护理人员利用该平板电脑研究了婴儿复苏术，最终挽救了这个婴儿的生命。

在海地，健康电子村庄为来自马萨诸塞州的护理教学人士配备了平板电脑和 iPod Touches，这些设备中都预装了临床决策辅助工具和医疗参考资料，以帮助他们培训海地的临床医生[126]。

非洲医疗与研究基金会也在利用移动医疗对肯尼亚和乌干达的健康工作人员提供教学。该计划使助产士和其他健康工作人员能够通过手机访问 1 个综合性电子学习系统。除了收看虚拟讲座和其他教学视频之外，他们还可以利用该系统从同事与专家那里获得建议。尽管尚未获得该项目成果方面的数据，但它取得了成功，并在坦桑尼亚和桑给巴尔得到推广[183]。

金点子: 低廉的平板电脑和"迷你"电脑

你在发展中国家是看不到当地人使用价值 500 美元的 iPad，就连价值 200 美元的 Kindle Fires 也看不到。但你也许会看到价值 47 美元的平板电脑，这是由印度教育部生产的，号称"全世界最便宜的电脑。"你还可能看到价值 25 美元的迷你电脑，这是英国树莓派基金会计划为发展中国家的儿童所提供的电脑。

数据风公司是 1 家总部设在英国的公司，它开发出印度自主研发的平板电脑，并在 3 天之内将所有 3 万台 Aakash 存货销售一空，而且在两周之内又接到了 120 万台订单。尽管这款平板电脑没有触摸屏，它只能运行推出时间超过 4 年的安卓软件，而且电池使用时间只有 3 小时，但别着急……分析人员预计随着新版本的推出，其成本可以降低到 10 美元[123]。

远程诊疗实践

在某些国家，患者与医疗专业人士往往被遥远的路途所阻隔，而移动医疗正在通过虚拟世界和电子诊断（又称作远程医疗）改变了医患之间的关系。

例如在中国，心脏病每年导致 3 百万人丧生，医疗工作人员只需将带有传感器的手机放在患者胸口 30 秒，手机中的软件就可以收集数据，并将其发送到位于北京的呼叫中心，那里有 40 位医生全天候判读超声心动图并发回诊断结果[138]。

在印度，数百万人居住在农村地区且几乎无法前往医疗中心。目前，阿波罗医院集团正在为患者提供各种移动医疗设备（包括血糖测试设备、心率监测设备、血压监测设备），以便使他们能够在家中测量各种健康指标。该院推出了一项名叫血糖24小时/7天的计划，它使糖尿病患者能够将自己的血糖测试结果以短信的形式发送给健康专业人士，再由后者将测试结果的意义及患者的注意事项发送回复给患者[97, 162]。

赞比亚的宫颈癌发病率为全世界第二，而且该国通过帕氏试验对妇女进行筛查的人手和资源也不足。护士和健康工作人员已经学会将醋酸（醋）敷于妇女的宫颈处，如果发白就表明有异常的组织存在。如果发现白色组织时，护士就会将一部特殊的摄像头伸入她的阴道以便拍摄照片，它名叫数字化医疗影像仪。然后将拍摄的图像上传到1个手机应用软件中，这样数百英里以外的医生就可以观察图像以确定是否罹患宫颈癌。这项技术使用5年之内有5.8万名妇女获得健康筛查[134, 184]。

虽然电子诊断的质量并没有实时诊断的质量高，但两者十分接近，这样的结果的确令人惊叹。一项研究发现，在高达77%的情况下，医生远程诊断可以达到与现场诊断相同的准确度[117]。

为什么达不到百分之百的准确率呢？医生的远程诊断需要另一个人对患者进行询问，因此，会产生相关病史信息的片面性。通过移动医疗方案可以更加高效地指导医疗工作人员，由此改善病史收集和诊断精度。

金点子：空中眼科医院

正在付诸实施：这是一架修葺一新的麦道-10飞机，它配备了电讯设备和医疗设备，因此可以为任何一个有起降机场的国家提供眼科移动医疗服务。空中眼科医院是为奥比斯国际计划而开发的，该计划在发展中国家致力于解决眼科疾病问题。尽管这座空中医院拥有机组临床医师，他们也利用移动医疗与全世界的医疗专业人士进行实时咨询、讲座、病例讨论[120]。

应对流行病：移动医疗与艾滋病

在全世界的所有艾滋病/获得性免疫缺陷综合征病毒（HIV/AIDS）携带者中，69%的人位于撒哈拉以南的非洲地区，该地区感染了艾滋病病毒的孕妇与儿童占全球总数的90%[185]。

　　然而，在需要接受治疗的患者中只有 40% 的人获得了恰当的治疗。在大多数情况下，并不是他们无法获得治疗，而是因为他们没有接受过健康检验或没有对他们提供有关艾滋病的科普知识和提供治疗的需要[186]。

　　手机来了。

　　2007 年，彼得·本杰明加入了手机生活公司，这是一家位于南非开普敦的非盈利性机构，该机构开发了开源计算机系统，而他的第一项任务是找出该机构多项与社区技术合作项目遭遇失败的原因。他迅速了解到电脑并不是最好的出路。那里的健康中心很少拥有电脑。即便购置了，也无法让它们在电力短缺、灰尘满天的边远地区持续正常运转。此外，即便他能够克服这些困难，而且即便他为社区提供电脑，社区中的许多人也不知道如何使用电脑。但他注意到，虽然农村社区中的这些人并没有电脑，但其中至少有一半拥有另一种移动设备——手机。手机的使用更简单，而且比一般的电脑联网性能更出色[187]。

　　由此，他开始对基于手机的移动医疗计划产生了兴趣。但是当他于同年参加全国艾滋病研讨会并花了两天时间参观展厅时，他找不出 1 家参展单位推广应用手机技术[187]。

　　如今，这种情况已经一去不复返了。手机生活机构利用它所拥有的数据采集平台，对各种与艾滋病相关的活动进行跟踪、监测、报告，这其中包括避孕套的发放、治疗普及教学、培训教程[135]。2012 年 6 月，该机构开始推出移动监测与报告系统，这是它专为南非的艾滋病咨询与检验活动和全国逆转录病毒治疗（ART）拓展项目而设计的。该机构计划在 7 千多家公共和私营医疗机构中为 1500 万人提供咨询和检验，并帮助更多的人参加全国逆转录病毒治疗项目。

　　在尼日利亚，手机生活机构推出了 1 个基于条形码的免费开源示范软件系统，以改进全国逆转录病毒治疗项目中药剂师和临床医师对药物的分发与供应状况。30 多万名患者已经开始使用该移动软件系统。

　　2008 年 8 月，一个跨学科的组织团队建立了文本改变一切项目（TTC）。它在短信息的基础上开展测试，以检查用户对艾滋病/获得性免疫缺陷综合征的了解并鼓励他们接受检验和建议。该应用还可提醒用户检验机构的位置，并告知他们此项检验为免费。当位于乌干达姆巴拉拉的地方艾滋病信息中心首次将此项测试发送给 1.5 万名手机用户时，在之后的 6 周内接受检验的人数激增了 40%[162]。

　　根据短信测试的研究结果，接收了这种鼓励性文本短信的人比没有接收的人更有可能前去接受艾滋病检验[136]。

　　马斯路雷克项目是南非利用短信提供的艾滋病/获得性免疫缺陷综合征（HIV/AIDS）"热线"。在该项目推出之后，热线联系次数激增了 350%，因为一条短信的费用不到 1 便士，而且用户可以提问个人隐私问题且不必担心别人听到。短信还使热线的应答者能够立刻回答数个问题，而不必像接听热线电话那样与每个咨询者通话数分钟。该项目现在每天发送 1 百万条短信，其中大部分都鼓励人们接受艾滋病检验或治疗[162]。

再举一个例子：位于南非约翰内斯堡的一家妇幼保健院向 386 名艾滋病毒呈阳性的母亲发送了文字短信，提醒她们带上宝宝前来接受抗病毒治疗并进行预约，结果这些母亲在宝宝出生 6 周时带其接受艾滋病毒测试的比例由 58% 提升至 74%[136]。

由于种种原因，这些项目十分重要，但其中两个原因尤为突出：艾滋病毒检验呈阳性的患者可以立刻接受所推荐的治疗，因此可以将"死亡判决书"更改为慢性病、甚至可治愈的疾病，立刻采取治疗可以将传染风险降低 96%[188]。

但是，只有在患者配合抗病毒治疗的前提下才能降低传染风险。否则，病毒载量会上升，还有可能导致逆转录病毒的抗药性。

虽然研究发现，发展中国家中配合逆转录病毒治疗的比例比发达国家（例如美国）的比例高得惊人（一项研究发现撒哈拉以南的非洲地区的该比例为 77%，而北美只有 55%），这依然没有实现期待的目标——百分之百[189]。

为了实现这一目标，致力于对抗艾滋病的组织开始采用移动医疗。一项研究评估了使用短信提高患者对抗病毒治疗的配合程度所产生的效果。研究人员随机选取了刚开始参加逆转录病毒治疗的 438 名成人，并将其分为控制组和干预组，后者将每天或每周收到或长或短的文本短信提醒。

有一半的患者每周收到提醒，这其中有 90% 的人在之后的 48 个月内配合治疗，而控制组中的该比例为 40%（$P = 0.03$）。而且前者出现任何超过 48 小时的治疗中断比例也低得多（$P = 0.03$）[190]。

正如该研究项目的作者所说：

"作一个服务器可以向分布在辽阔地理区域中的数千名患者提供短信，且除了初次安装之外极少需要人力资源。该战略在辅助患者配合逆转录病毒综合治疗过程中成为关键性的步骤。"

请服药：移动医疗与配合治疗

利用移动医疗以提高患者对治疗的配合不仅仅限于发送文本短信，还有诸如智能药物监测器等高科技药品监测器，它内置了一张用户身份模块（SIM）卡，每当盛放药物的容器打开时，它就可以通过本地手机网络发送信息。如果长时间未开启时，该装置就会向患者发送文本短信提醒[191]。它还可以向医疗工作人员发送短信,以便后者为患者上门服务并促使患者配合治疗。

在南非对此装置的一项研究中,90% 的患者利用智能药物监测器根据医嘱服用艾滋病治疗药物,而控制组中的比例为 22% ~ 60% [192]。

一项试点研究也使用了类似的服药管理系统,它名叫 SIM 药片。该研究发现,130 名使用该系统的肺结核患者中,90% 的人配合治疗。在此项试点研究后 6 个月,该公司报告称治愈率高达 99%。这种方法具有革新性意义,因为在当地规定,肺结核与艾滋病患者要在医疗工作人员的监督下服药。这需要患者每天前往诊所并在医疗工作人员的监督下服药,或者需要医疗工作人员到患者家中上门服务。

通过使用 SIMpill,一名医疗工作人员就可以管理 100 名患者,因为患者可以自行服药、无需他人操心。医疗工作人员也不必逐个联系这 100 名患者,而只需联系五六名未按时服药的患者。

金点子：跟踪假药

在尼日利亚,治疗疟疾的药物中有三分之二以上是假药或劣质药品。但是现在越来越多的制药厂商在药品包装上添加了类似于即开式彩票上的密码条,消费者只需刮开就能看到一组独一无二的代码,并可以用手机将该代码发送至一个免费号码,几分钟之内即可收到一条文本短信。若短信内容为"是"即表明该药是正品。如短信内容为"否"则该药为假药。在回复短信中还提供了一个本地电话号码,消费者可拨打该电话将这种假药或劣质药通知有关部门[193]。

识别并克服障碍

尽管移动医疗在发展中国家拥有的前景广阔,但它在推广过程中也面临多重挑战,其中有许多和在美国的情形惊人地相似。

最大的挑战是基础设施与资金投入。

尽管发展中国家的手机用户数量急剧上升,但当地的移动通讯基础设施尚未形成完整的网络系统,这与美国的情形很相似。例如在乌干达,向 157 名患者发放了智能药物监测器,但技术问题一个接一个地出现。患者都居住在距离最近的诊所约 1 小时车程的位置,其中大多数都缺少电力供应。研究人员很快了解到,若要让无线信号可靠地从 A 点(药品检测器的传感器)传递到 B 点(南非一家公司的服务器,这里保存并监测了患者是否配合治疗的数据),取决于天气、电力供应、手机发射塔、地理位置、移动通讯系统兼容性等因素。

于是，研究人员对该移动设备进行了升级，使其同时采用 GPRS（通用分组无线业务）和 SMS（短消息服务）技术，这使该移动设备能够以更快的速度发送更多的信号。如果 1 个信号失败时，即可发送备用信号。因此，发生信号中断的比例下降了 80%[194]。

另一个重要障碍是资金投入。移动医疗联盟在 2013 年出台了一份报告，其中感慨移动医疗缺乏"持续、可行的投资模式"。该报告的作者这样写道："虽然目前在中等收入和低收入国家开展了数百个移动医疗项目，并对它们采用了各种投资资助模式，但当地的人们普遍认为，这些项目中大多数都过于依赖政府、基金会、私营实体等提供的短期资金支持。"[170]

该报告发现，这种诸侯割据的局面也影响了这些项目的升级性能和可持续性，因为"生态系统中的博弈者依然存在错配。"

谁来买单？

这份报告得出的结论为："可持续性的投资模式取决于针对某个移动医疗应用领域中生态系统中的博弈者、市场动向、价值链上每位成员的激励具有深刻的理解。"[170]尤其体现在：

• 如果应用程序能解决患者按要求服药、质量监控、供应链等问题，而且有利于医疗服务的供应、配送、合理使用，就能吸引私营博弈者的兴趣，例如医药公司。

这其中包括移动应用技术，它们改进了医疗提供方之间的沟通，鉴别出假药，防止诊所药品消耗殆尽。它们对医药行业的吸引力来自于它们"通过改进自身的配送后勤保障系统及其产品的信誉，增加收入流水并使其多样化，"同时对医疗成效产生切实的影响。

• 移动应用程序可以通过消除需求、意识、投资方面的壁垒，改进人群获取医疗服务的能力。该移动医疗的应用可以吸引公共卫生机构和慈善机构，这些机构正在"从其他领域寻找成功的平台、商业模式、服务机制，以便提供公共医疗服务和信息。"

• 应用移动医疗程序若能解决健康工作人员的绩效与责任问题，就能吸引政府投入资金，因为这样的投入能够体现出价值（图 6-4）。

以尼日利亚的移动医疗项目为例，该报告找出了实现资金投入稳定性的几项选择，这其中包括：

• 通过提供额外的移动服务、收入分成、将其他资产变现（例如数据）吸引新的买主，以此使出资参与该项目的人认识到他们能获得更多的利益。

- 通过监控和评估对某个解决方案的价值提供更好的证据。
- 通过开启新的收入来源或引进新的支付模式，降低移动医疗产品和服务的费用。

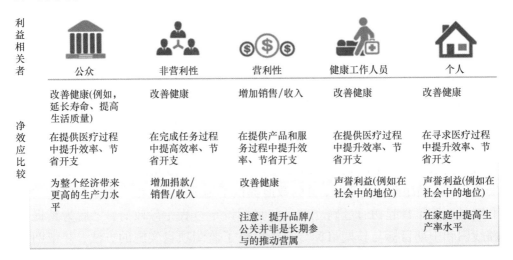

图 6-4　常见的移动医疗价值建议

资料来源：《为移动医疗提供可持续的资金--低收入和中等收入国家中的移动医疗金融模型所带来的选择与机遇》，Vital Wave 咨询公司和移动医疗联盟，2013 年

还有什么阻碍吗？就像有人拥有智能手机但却不知道如何使用一样，研究人员目前发现，由于发展中国家的文盲比例较高，因此，在使用上述移动装置和提供医疗服务时，必须简单、便于使用[194]。

在电力无法供应或无法稳定供应的国家，给手机充电也是个大问题。为了解决该障碍，文本改变一切的开发人员随手机配发了太阳能充电器，这款充电器不仅能为手机充电，还能让小型公司批量购买该产品，再将充电时间按小时出售给村民[195]。

金点子：无尘充电

　　总有一天，手机用户可以利用垃圾中的微生物获取电能。这是哈佛大学一个研究团队的研究目标，他们正在研制利用微生物燃料电池制成的充电器，以便用自然界土壤中的微生物产生的自由电子发电[196]。

另一个是文化问题。在许多国家，家庭中的男人拥有并管理着手机。但若要对产前和产后护理、儿童免疫接种、避孕等事项发送短信时，就会产生障

碍[136]。在某些中东国家，女性不得与男性做生意，因此，许多妇女无法购买自己的手机。在卡塔尔，为了绕开这一禁令，沃达丰公司给妇女们一只装满手机的红色皮箱，这样她们就可以在自己家中举办类似于特百惠所举行的聚会，并借此向其他妇女销售手机[197]。

然后是移动设备升级问题。目前，大多数移动医疗项目都推出了小型试点项目，然后再逐步大范围推广。许多项目都未受过技术评估。根据世界卫生组织对移动医疗的一次全球调查，尽管目前需要对移动医疗试点项目和正式项目进行评估，但并未对此展开连续性的质量评估。在调查的国家中，只有12%的国家对移动医疗服务展开了质量评估[4]。

为了提高这一低水平的数据，世界卫生组织推出了全国电子健康战略整套工具，它可以在 http：//www. who. int/ehealth/publications/overview. pdf 免费下载。其目的是帮助政策制定者改进全国移动医疗战略的制定方针。这是一套全面的、循序渐进的工具，并为政府提供了制定全国性电子健康战略的建议和工具。该工具起初通过确立愿景和目标设定过程指导政府，之后为其提供路线图和中期目标与长期目标。它还提供了监测项目实施的方法，并帮助政府寻找支持和投资来源[198]。

如果没有这些成果，在资源贫乏、面临多重突出任务的国家，其移动医疗项目不大可能获得资金投入。你是将有限的资金投入到建立医学院并且培养医生，还是用这笔资金购买 iPad 以建立虚拟医学院呢？你应当建立更多的医疗诊所，还是将资金投入到远程医疗设备和技术培训中去呢？你是去培训更多的健康工作人员，还是去改进他们所使用的远处和移动技术以便服务更多的患者呢？在今后几年里，我们希望能够看到此类问题的答案。

参与全球移动医疗的人士的思考不能仅仅限于孕妇健康。其他领域也需要关注，例如预防母婴之间传染艾滋病毒、加大避孕宣传和产后服务的力度、鼓励更多的女性用母乳喂养、改善儿童的营养状况、预防和治疗疟疾、使用经杀虫剂处理后的蚊帐、提供抗生素并治疗儿童腹泻[199]。

最后，尽管这些国家的智能手机用户大幅增加，但并非人手一部。那些最需要手机联系的人往往还是没有手机，即最贫穷的人群、新生儿死亡率与发病率最高的人群以及患传染病比例最高的人群。

最大限度地利用移动医疗

尽管移动医疗在发展中国家还是新生事物，但这里已经得出了重要的经验教训，使我们明白今后应当如何利用这种移动技术。根据华盛顿大学和加州大学伯克利分校对几个全球移动医疗项目开展的联合研究和拉布里克博士的丰富经验，得出了下列建议：

- 利用移动医疗解决长期性问题和严重的健康问题。
- 利用移动医疗有效地加强社区健康系统，而不是对失败的系统修修补补[117]。
- 在合理的证据基础上制订可靠的，可行的项目。
- 确保项目很容易学习且使用时耗费时间不多。自动化系统能够正常工作的前提是使用者能够正常进行操作。
- 在使用过程中准备对任何数据输入系统进行修改。系统的设计和系统最终的使用方式之间总是存在差异，因此，要对项目进行评估，以便将评估结果用于实践中，并确保能够先在小范围对其应用进行试点。要找出移动医疗相对于目前医疗实践的优势，以便未来的用户能够相信这些优势，能够使项目实施费用物有所值。
- 开发出与潜在用户根深蒂固的价值观、标准、设施兼容的移动医疗项目。

本 章 要 点

❖ 发展中国家比发达国家的移动性更高。

❖ 在当前基础设施和有限资源的挑战下，尤其是在缺少受过良好培训的医疗专业人士的情况下，若要让发展中国家绝大多数人都能获得他们所需的医疗服务，移动医疗是唯一的途径。

❖ 移动医疗在发展中国家的前景依赖于大量的人群都拥有手机。

❖ 移动医疗技术使数据采集更为快速、便捷，对医生、护士、健康工作人员的培养更加全面，使远距离诊断成为了可能，通过教学辅导活动宣传对疾病的预防、治疗，并通过更好的沟通让有需要的人们获得医疗帮助。

❖ 就移动医疗而言，最重要的问题并非移动技术本身，而使利用移动技术改善整体健康水平的方式。

❖ 在发展中国家，即便是最简单的方法（短信）也有可能影响数百万人的健康。

❖ 在发展中国家，移动医疗解决方案的开发人员需要牢记各种障碍，例如供电短缺、文盲率高、政府资金资源有限。

❖ 在设计移动医疗项目时，需要具有升级性能：其使用和安装必须可靠、可观测、便捷，与价值观和标准相容，而且可对其进行评估测试。

第七章 综合考虑各种因素
——制订机构的移动医疗策略

> 医疗机构正在打造移动医疗计划，但他们并不一定能够制订了明确的计划。

肖·G.《许多移动医疗项目缺乏重点和方向》
载于《激烈的移动医疗》
网址：http：//www.fiercemobilehealthcare.com.

若未进行细致的市场分析、撰写商业计划，以确保新项目与你所在机构的整体目标和战略密切相关时，你会在你的医院里增设专业化的神经科吗？或者你会开发一款医疗保险产品吗？肯定不会。

但几乎四分之一的医疗机构在推行移动医疗时都还没有明确的战略或推动因素。位于马萨诸塞州剑桥市的软件咨询机构、美杜兰公司对此有重要发现。该公司调查了106家医疗机构，这其中包括医疗服务机构，企业规划咨询机构、药品和器械公司，政府监管实体部门等，并询问了他们在移动医疗计划中所面临的推动因素和障碍。有近五分之一的受调查者和四分之一的大型机构都称不存在移动医疗的推动因素。

此外，如果匆匆看下研究调查结果，就会发现大多数机构确实拥有推动因素，如图7-1所示。

对于小公司（雇员数量不到1000人）而言，主要的推动因素是节约成本和医疗健康质量的改善。对于中型公司而言（雇员数量为1000~4999人），最重要的推动因素是会员/客户/患者的参与程度。对于雇员数超过5千人的大公司而言，最重要的因素是"有没有推动因素。"

有1/3的受调查者称其在实施移动医疗时面临的关键挑战是"没有明确的战略"还有1/3的人答案是"缺乏领导力，"这毫不奇怪。剩下的人有的回答是缺少资金，有的回答是缺少企业内部技能支持。

正如美杜兰公司首席执行官阿罕默德·阿尔拜提在一次新闻发布会中对该报告所做的说明："我们很惊讶地发现许多机构推出移动医疗计划时并没有明确的推动因素。"

若要在移动医疗领域取得成功，需要在战略目标、经营过程、技术架构的背景下审视移动医疗的应用"--用一句谚语表述，你所看到的应用不过是"冰山一角。"

美杜兰公司研究简报
《移动医疗的推动因素与障碍——2012 年调查：医疗概览》

我们也持同样的观点。阿尔拜提称："没有推动因素、没有目标，必然会带来灾难。"我们完全同意他的看法。因此，这可能是本书中最重要的一章节。

顺便警告一下：我们并没有提供循序渐进的方法，以便你的机构可以与移动医疗方案完美地结合在一起。就像同一位外科医生无法用同样的方法为两名患者解决同样的疾病问题，我们也并不打算提出一种放之四海而皆准的同质化移动医疗战略。

但是，我们可以提供一份路线图，以帮助读者选择正确的方向并提供读者制定正确战略时所需的工具。

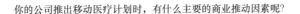

你的公司推出移动医疗计划时，有什么主要的商业推动因素呢?

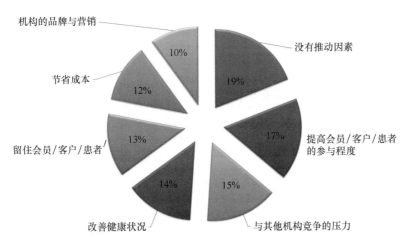

图 7-1 移动医疗计划的主要商业推动因素
资料来源：美杜兰公司研究简报：《移动医疗的推动因素与
障碍——2012 年调查：医疗概览》

为什么需要战略规划呢？

福雷斯特研究公司于 2012 年下半年发布了一份报告，其中精辟地解释了机构为什么需要制定战略规划并找出移动医疗的推动因素。该报告中重点是针对衡量移动效能的最佳做法，对 25 名电子商务专业人士进行采访的研究结果[201]。尽管受采访者并未从事医疗服务领域，但我们认为他们所发现的挑战同样适用于医疗机构：

- 缺少公司治理，无法安排资源的优先顺序
- 资金过少
- 对移动专家提供错误的薪酬等级和办公地点
- 移动医疗采用的是基于项目而非基于企业战略发展的方法
- 无法根据市场需求迅速采取行动

弗雷斯特公司在与这些受采访者交谈过程中，找出了为移动医疗制订机构战略性计划的组成部分：

- 跨部门的筹划指导委员会
- 卓越中心；这需要提供思想上的领导并制定、下达最佳的做法；
- 专门从事移动开发的团队

有一个主题不断出现：在整个机构的业务单位之间开展横向和纵向协作的需要，以及"开展跨部门协作，以便对相互竞争的业务小组确定信息技术与移动开发资源分配的优先顺序。"

你在整个业务过程中都要牢记这条建议。

寻找最佳点

这项战略旨在发现业务与技术推动因素之间的最佳点--然后将移动医疗创新应用于该点。

大卫·希普尔
戴佛珍特公司咨询服务主管

在制订移动医疗战略时，第一步是考察移动医疗并对其展开 SWOT 分析（优势、劣势、机遇、风险），之后对其进行更新，以反映你所在环境中的移动

医疗应用需求（图 7-2）。

优势	劣势
● 贴近患者需要 ● 投资者提供了资金 ● 来自其他行业的技术人才 ● 人们越来越认可网上生活 ● 智能手机广为普及 ● 不与文化传统冲突 ● 致力于实现3项医疗改革目标的游戏颠覆者：改善医疗体验，改善群体健康，降低医疗费用	● 相互操作性/基础设施 ● 数据的质量 ● 许多患者未能参加 ● 医疗体系不愿接受巨大的变化 ● 对电子诊疗的支付 ● 医生不愿向患者推荐移动医疗产品
机遇	威胁
● 风险分享的支付模式，这可以让用户对家用设备的投入产生积极的回报 ● "高度参与的患者"，尤其是通过社交媒体 ● 快速的创新周期 ● 贴近老年人的兴趣 ● 几乎无所不能 ● 很可能大幅提高移动医疗在发展中国家的应用领域	● 市场可能需要一定的时间来震荡并稳定下来 ● 大型电子健康档案的销售商目的不明 ● 移动医疗未能按照预想改变人们的健康 ● 法规 ● 政治环境

图 7-2　关于移动医疗的 SWOT 分析
资料来源：大卫·希普尔，戴佛珍特公司咨询服务主管

　　在这些之后，则需要寻找最佳点。大卫·希普尔是戴佛珍特管理咨询公司的咨询服务部主管，他称首先要明确你的业务战略。例如，如果大型心脏医疗机构将基于价值之上的购买作为合格医疗机构的组成部分，它的主管业务目标便是减少其专业人员的不必要的门诊量。

　　希普尔称，如果商家销售的家用监控工具可以通过 iPhone 手机向医生提供实时电子心电图时，就满足了业务战略，因为这可以提高患者对其医生的"黏性"，同时通过让医生在不必患者前往门诊的情况下获取患者的心脏功能方面的实时数据，提供了医患之间的交流并提高了沟通疾病信息的质量。这使医生能够治疗更多的患者，针对任何问题提供早期预警，还能提高患者的医疗体验。在按服务收费的模式下，减少门诊数量意义不大，如果是一揽子费用节省共享或按人头收费的体制，这就十分重要了。

　　下一个关键部分是移动技术架构，它确定了技术标准以及用于集成医疗机构的电子健康档案、个人健康记录及其他下游系统的辅助技术支持。

你的业务战略和技术架构共同为市场中的各种创新提供了过滤机制。下一步是建立一个移动医疗服务组合,以便将你的业务战略与技术架构组合起来。由于慢性疾病在医疗支出中所占比例巨大,因此是一个很好的选择目标。

但是,希普尔建议,你还要确定如何将慢性病的移动医疗战略集成到你的业务战略中。例如,你是一个大型的医疗计划,目前正考虑为你的会员提供健康应用程序。如果仅仅为他们提供应用,这不啻投石入水。你可能会看到水面泛起一阵涟漪,但很快便重归平静了。而且,你的石头现在也没有了。

但是,你知道会员的健康改善意味着给你节省开支。因此,如果你将这款移动应用与健康成果绑定并降低医疗保费,或是当患者利用该应用降低了体重、血糖指标、血压时为其提供减免费用的优惠券时,会产生什么结果呢?现在,这些举措就是战略性措施。

但你可要当心。你不能让大量的数据通过移动医疗涌入你的医疗机构中,因为这会让你的医师和员工忙得不可开交。移动医疗战略中必须包含对数据解析的论证,并要将数据通过短信发送到适当的个人、电子健康档案、决策辅助规则引擎之中。

例如,如果你为所有充血性心力衰竭的患者提供了数字测量仪并可无线发送每天的体重,那么,由谁来接收数据呢?在什么时候会触发体重增加报警呢?由谁来接收警报呢?是医生还是护士?他们接下来采取什么措施呢?

这些问题使移动医疗战略的制定过程变得就像一场象棋赛:你必须始终想到5步之后的对策。

如今,移动医疗势不可挡,因为它在医疗机构的战略中发挥了重要作用:只要你能让患者待在家中,无需前往医疗机构,这种做法就是好的;只要患者能够免除亲自前往门诊部就诊,这种方法就是好的。

大卫·希普尔
戴佛珍特公司咨询服务主管

遵循路线图前进

现在开始讨论路线图方法。请考察图7-3中每一个要素。

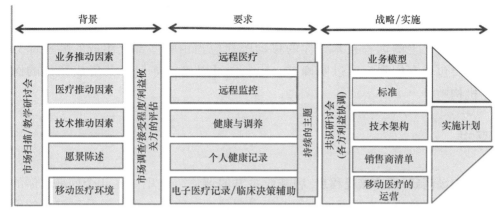

图 7-3 移动医疗战略的方法

资料来源：大卫·希普尔，戴佛珍特公司咨询服务主管

背景

市场扫描/辅导 在投身移动医疗之前，你需要了解移动医疗真正的意义是什么，并将现实与广告宣传相区别。你的医疗专业能够出色地使用移动医疗吗？为什么？最新的移动医疗是什么样？在你实施整个治疗过程时，教育你的利益攸关人员是十分重要的。

业务推动因素 业务推动因素首先要考虑医疗改革，这对你的移动医疗战略产生何种影响？显然，推动因素首先要包含医疗改革，有资质的医疗机构，以患者为中心的医疗之家，基于价值的购买医疗服务活动，以及有意义的使用移动医疗服务。

医疗推动因素 包括最大限度地节约开支、老龄化趋势和慢性疾病发病增加、更加重视低医患互动(fewer patient interactions)的新的支付模式，也就是说，在合理的时候尽量不让患者进入医疗体系。因此，人们有更大的积极性去寻找远程医疗、在家监测、移动医疗等先进措施。

技术推动因素 通过更加小型化、性能更优化、更快速、成本更低的移动技术，以及不断扩张的无线/移动网络系统，为独立的个人健康应用和移动装置提供了相对较低的进入壁垒。此外，通过苹果、谷歌及其他分销渠道可以轻松地推广该移动医疗应用。

愿景陈述 你的愿景陈述中应当包含你的移动医疗目标及其为患者和医生带来的好处。你能用几个词将其归纳为一句口号吗？

移动医疗环境 你当地的医疗市场是如何设计移动医疗服务的？在有

些医疗服务市场中，这指的是在医疗中使用各种移动设备（例如，临床医生会利用智能手机查看电子健康档案）。在有些医疗服务市场中，这指的是建立在家庭之上的远程技术。你的移动医疗应当由哪些部分组成？哪些部分不需要包含在内呢？通过明确这一点，你可以确定如何将其集成到你的医疗机构中。

要求

市场调研/用户接受程度/利益攸关方的评估　这里要提几个问题：你的移动医疗利益攸关方是谁？他们希望得到什么？他们在哪里能看到应用的价值？你希望为什么付钱？你希望患者和医疗机构对什么应用付钱？如今，你的各种利益攸关方（包括投资方、患者、临床医生）所使用的移动技术和产品是什么？他们未来对移动产品的接受程度是怎样的？他们对安全、保障、隐私的期待是什么？他们信任医疗体系吗？

远程医疗　你的医疗机构在远程医疗领域做了什么？在哪里能够提高远程医疗的使用率？你对未来的远程医疗投资制定了什么计划？你的医疗工作人员和客户对远程医疗的接受程度如何？这一点同样重要。

远程监控　远程监控是移动医疗中增长最快的领域。但进入该领域之前，需要认真研究你的目标。你希望获取什么数据？它怎样进入电子健康档案和个人健康记录呢？由谁对该数据作出反应？你的医生和患者需要什么方法？这种监控与你的医疗业务战略如何联系？

健康与调养　将健康作为移动医疗的战略有意义吗？如果回答是肯定的，那么，它在你的业务模型中处于什么位置？你如何将它与电子健康档案和个人健康记录相集成？你如何让患者参与？

个人健康记录　你有没有个人健康记录系统和相关的战略规划？它们是否已经投入运营？它如何满足联邦基金的要求（也就是说，它的应用有意义吗）？它与电子健康档案怎样建立交流界面？患者怎样使用它？发展趋势是什么？它集成到社交网络和互联网搜索中了吗？

电子健康档案/临床决策辅助　你的移动医疗活动要与电子健康档案无缝对接，这一点很重要。因此，你要了解你的电子健康档案销售商是否有移动医疗合作伙伴名单。在销售商那里找出移动医疗联网记录。针对移动医疗设备发送来的数据，要找出它如何集成到电子健康档案及其临床决策辅助系统中的。

战略与实施

连贯的主题 移动医疗中的各个方面必然会相互重合。例如，远程监控可能会自动将数据上传到个人健康记录/电子健康档案和临床决策辅助系统并触发报警。

达成一致/研讨会 在此阶段，你要根据你之前各个阶段所做的工作，提交更新后的移动医疗模型。它在你的机构中具备可行性吗？其中哪些组成部分可以提供支持？有没有替换选择方法？你能让某个整体业务模式达成一致吗？

商业模式 对于这个问题，你需要明确移动医疗为你的医疗机构所带来的价值变化，目标市场与市场战略，消费者关系，所需的活动、辅助资源和人力资源，所需的核心能力分别是什么。商业模式还应当包含网络/联营的SWOT分析，可持续发展模式，预估分析，高水平的实施计划，治理模式，以及对所拥有的系统进行商业化的各种机遇。

标准 你的系统在什么操作平台上运行，是微软视窗，iOS，还是安卓？这是关键性的过滤机制。如果选择的操作平台与你现有的系统无法衔接，就不能选择了。你还必须确保你所采用的任何移动工具都能在中间部件中"轻松地即插即用，"以便该工具与你的临床医师和电子健康档案展开数据通讯交流。你要确保你能确立临床诊疗标准。

移动技术架构 高水平移动技术要求是什么？这其中包括硬件、软件、规范标准、相互操作性方面的要求。你的安全和隐私监管需要是什么？你是构建适合当地人使用的手机程序（即"手机应用"），还是采用基于浏览器之上的网络移动技术（网络应用，或"无线应用协议"）？你在操作系统升级时如何保持版本的完整性？

销售商名单 你需要对你的销售商划分层次，并找出最有可能帮助你实现战略目标的移动技术和设备销售商。

移动医疗的运营。移动医疗工作人员的角色和责任将由你的商业模式推动。

实施计划 这其中包括项目的范围、资金与预算、项目管理、时间节点、资源、降低风险以及变革管理和沟通计划。

重点关注远程健康的实施

远程健康是移动医疗领域中3个组成部分之一（另两个分别为疾病康复和远程监控）。联邦基金会根据3家早期的远程健康提供方的案例展开综合研究并得出结论，为医疗机构在实施并升级远程健康计划提供了下列经验教训[202]。

- 期待现有做法与成果将发生重大的淘汰与变革。医疗机构要能够发展企业化文化，以便对以技术为推动的变化做到开放、有准备、善于适应，这将提高成功的可能性。
- 引入跨学科、以团队为基础的方法。远程健康需要将移动技术、临床、医疗业务过程集成到一个标准化的项目中。
- 要明白技术创新是一项社会性过程。通过建立领导层支持并找出项目的优秀工作人员，可以为项目的成功奠定核心基础，同时患者的积极参与也是项目获得成功的关键。
- 降低患者参与所面对的壁垒。这可能包括极低的患者报名费用和自动化报名。
- 将非标准措施加入到项目评估中。这些包括患者的经验与工作人员的满意度。
- 缓慢升级。将技术集成到医疗提供过程中并让工作人员适应该技术，都是需要时间的。结构、协调、规划、制定目标和预期都是至关重要的。

克利夫兰医学中心的经验和教训

在制订和实施动态移动医疗战略时，我们得出了几条经验和教训：

- 了解你的用户，他们使用了什么，他们希望使用什么。例如在美国，移动市场的主要份额是 iOS 和安卓操作系统所占领。但其他国家并非如此，例如沙特阿布扎比，而我们要在那里建造新的医院和移动医疗基础设施。
- 了解你机构的文化以及这对移动医疗意味着什么。换而言之，你若只是想着建立移动医疗，并不意味着大家都会来使用它。你需要首先评估你的医生、技术保障人员、患者、医疗会员、高层管理人员共同改变他们的意愿。你需要将启用移动医疗所面临的壁垒降到低于启用移动医疗所产生的痛苦。对于医疗诊所而言，这意味着要完善、便捷的解决方案，并将其紧密地集成到当前的医疗工作流程和移动技术中，以至于用户几乎无法意识到这一点变化。
- 要站在患者的立场上看问题。我们看到面向消费者的移动医疗应用越来越多地出现在医院里。但开发人员有没有从躺在病床上的患者角度看问题呢？别忘了患者正在生病、体弱无力、容易担惊受怕而且忍受痛苦的煎熬。我们有许多患者甚至不知道如何使用呼叫铃，他们知道如何使用基于平板电脑的移动技术吗？他们愿意使用吗？

● 准备好更短的时间节点。其他企业基础设施通常的生命周期为 3 ~ 5 年，而移动手机的情况与此截然不同。它是一种消费品，而且是消费技术（无论软件还是硬件皆如此），它们的生命周期更短、变数更多、更新更快。这需要持续地对其修改更新，以便使应用能够跟得上操作平台和硬件的更新。

● 永远不要停止更新。当你建成了移动医疗应用后，工作远远还没有结束。内容管理、移动设备升级、操作系统的更新换代都使移动医疗成为一项持续性的事业。我们发现，这是移动医疗中"不太吸引人"的地方，即：你要照顾、培养你所建立的移动医疗应用。

让患者参与

我们在开发和实施动态的移动医疗战略时，得出了一些经验教训：

上一章节中围绕你的医疗机构展开论述。但应怎样看待终端用户——患者呢？

全国电子健康协作计划制定出了患者参与框架，如图 7-4 所示。我们认为，不管是什么移动医疗战略或应用计划，只要能以集成的方式提供其中的所有项目，就可能会获得成功。你觉得这不可思议吧？只要想一想这种模型在航空公司应用时大获成功，你就会相信了，如表 7-1 所示。

IDC 健康洞察力公司在美国电话电报公司的资助下制定了一份移动技术项目报告，其中建议健康计划和疾病管理机构为了实现消费者积极参与，在制定终端对终端的移动医疗解决方案时要考虑如下事项[148]：

● 目光不能停留在"移动设备与应用。"让我们回到图 7-3，你要确保你的战略规划中不仅要包含硬件和软件，而且还要由护士、健康辅导专业人员、医疗主管进行智能化的后端分析与诊疗监控服务。

● 制订可升级的解决方案。针对多个移动设备、操作系统、网络平台及其他技术方面的解决方案，对其进行保障需要精密的技术保障系统，这在动态环境下、技术不断变化的情况下尤为突出。你需要超出大型医疗机构现有能力的专业技能。

● 确保解决方案能得到全面升级。你的目光不能停留在"很酷、很高效"的程度，你要寻找解决方案以便提供集成化的操作平台，该平台要能让你对多个移动医疗解决方案的投入产生杠杆作用，并且能够与医疗服务计划的健康

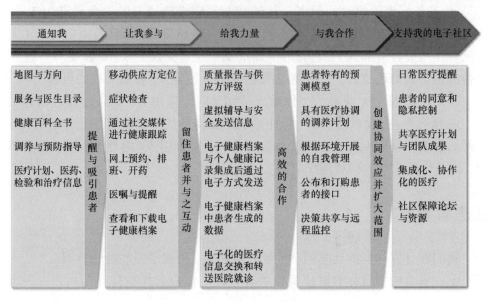

图 7-4　全国电子健康协作计划的患者参与框架

资料来源：全国电子健康协作计划

信息数据库建立通讯联系。

- 确定该解决方案能够保障对多种疾病服务。移动医疗战略需要涵盖整个医疗服务领域，这其中包括慢性疾病、调养、健身等需求。长期性战略不应当要求消费者使用多重解决方案来管理他们的各种健康状况和需求。
- 明智地开展合作。除了推广移动医疗应用，合作伙伴还可以提供卓越的专业化服务、移动基础设施，并保障该应用的正常运转，以便提供或实现全面的终端对终端的解决方案。合作伙伴应当负责推广而并非拘泥于移动技术，这样便可以吸引使用各种移动技术的会员（如智能手机、功能齐全的电话、平板电脑、互联网平台）。

个案研究：迈阿密儿童医院

迈阿密儿童医院在实施移动医疗方面大大领先于美国国内大多数医院，而且它在 2012 年才刚刚制定出它的战略。在 2013 年，该院因其通过"患者医疗协调平台"

对患者的参与所做的创新，荣获了微软健康用户组创新奖，这给患者体验带来了一场革命。

首先，该院的医疗服务转型是 2012 年制订出它的移动医疗战略。利益攸关的各方组成了一个多样性的管理委员会，并用了 2 个月的时间确定患者参与过程的新模式，在这之后，便将该愿景变为了可操作的移动医疗服务过程。

马雷士·穆鲁盖桑是迈阿密儿童医院的业务发展与新兴战略部主管，他督导了所有移动医疗活动，他解释说："关键的问题是'从技术角度来看，我们要做什么才能提供更好的医疗服务？'此外，如何让其移动医疗计划更贴近医疗体系的改革需求呢？"

为实现这一目的，他们将患者的门诊分为 5 个阶段：医疗初期，即患者进入医院之前的阶段；门诊初期，即患者进入医院之后、接收治疗之前的阶段；医疗阶段，即患者获得治疗的阶段；出院阶段，即患者准备离开医院的阶段；医疗后期，即患者回家之后的阶段。

穆鲁盖桑说："我们考察了我们目前在上述各个阶段中与患者的交流和互动，以及我们未来利用移动设备如何开展上述活动。"为了对这种方式获得预期愿景，可以思考一个假设，其中有个孩子在踢足球时受了伤，如何处理。

在现有的医疗服务流程和体制下，母亲会前往急救室、完成书面记录、然后等待医生接诊。如今，母亲会打开自己手机中的医院移动应用功能，利用该移动应用功能拨打急救室电话，然后立刻可以挂上号，并可获取一条带有条形码的文本短信确认。当她走进急诊部时，她可以将条形码在接待室中扫描，然后收到一份知情同意表签字，于是医生开始为她的儿子看病就诊。

移动医疗战略规划中的另外一个领域是家庭互动。为了实现这一目的，迈阿密儿童医院计划提供远程医疗或视频设备，以便家人能够看到自己的孩子。我们接着刚才那个案例，孩子的父亲正在上班，他接到通知得知自己的儿子在急救室。他可以获得链接，以便与其儿子进行视频通话。

当一家人离开医院时，父母会收到一封电子邮件，信中的链接指向一份调查表格，如果这是在治疗经历刚刚发生而并非在治疗后几周发送邮件或通过电话调查，他们就可以立刻完成该调查表。

现在让我们讨论出院后的情况。该院编写了一个旨在让患者配合服用药物的应用，它名叫脚本 Rx，无论是住院患者、还是门诊患者的家属都会收到该应用提示。这可以显示患者是否服用了药物，而且当患者服药时间到了，它还会发送短信提醒。如果他们错过了服药，他们就会收到一条励志短信，其目的是鼓励他们服药。穆鲁盖桑称："目前，不遵守医嘱服药可是个大问题。"因为美国医疗补助的患者数量庞大，而且从来不按照配方拿药，最终又因病复发而被送回医院。

当家人回到医院并在接待室办理手续时，他们会收到一条短信，告知患者还没有取药。然后，对他们提出一系列短小的问题，以找出遵循医嘱所面临的壁垒。因此，如果家庭并没有因为经济原因而无法付费时，医生办公室将对其所购药品提供打折优惠券。

穆鲁盖桑说："这是一个完美的应用程序。如果患者服药的话，我们就可以减少急诊部的接诊量，这就降低了费用、提高了医疗质量。"

迈阿密儿童医院的战略规划中还包括"在适当时候"对家庭电话发送相关信息的能力，例如流感高发季节发送防病提醒语音留言。

这家医院之所以能够在移动医疗领域迅速前进，一个主要原因是该院的院长兼首席执行官 M·纳伦德拉·基尼在推动该移动医疗过程。穆鲁盖桑说："我们的首席执行官认为我们不应当满足于我们目前所做的一切。"实际上，让患者配合服药的应用也是他的创意。

在该医疗机构的战略规划中，有一项是在 2018 年之前要求全面实现医疗服务的无纸化。为了实现该目的，患者目前要签署许可知情书并将其个人信息和医疗信息通过 iPad 输入，再自动上传到电子健康档案中。

远程医疗：第二根支柱

迈阿密儿童医院在建立其移动医疗技术战略过程中，患者的参与是其中两大支柱之一。另外一个支柱则是远程医疗。为了实现此目标，该医院开发了一个 iPad 应用软件，以便在医生之间免费召开视频会议，并记录所有内容以便日后问责。医生可以和同一个科室的同事建立通讯联系，也可以与该院的其他科室专家建立链接，还可以一边诊疗患者、一边通过视频进行案例咨询。有些科室还安装了大型显示器以便进行咨询。

这家医院利用远程医疗的能力作为医院的创收利器。它为当地的酒店开发了一个 iPad 应用软件。如果有孩子生病了，家长就会应用该软件，输入孩子的信息，然后就可以连接到远程医疗协调人员那里，由他们来对来电进行接诊分类，再让患者与迈阿密儿童医院的临床医师建立链接。

该院还利用这种方法在豪华游轮上治疗儿童。只要有医疗专业人士在患者身旁（例如驻守在游船上医务室的护士），位于迈阿密医院的医生就可以开处方。该院还在与多个拉美国家探讨为他们提供远程医疗服务的项目。

迈阿密儿童医院并未满足于目前所取得的成果。2013 年，该院开始实施一项移动战略规划，以解决当地的儿童肥胖问题。穆鲁盖桑说："我们正考虑推出一款游戏应用软件，以鼓励人们改善健康状况。"而这只是该医院力图通过移动医疗所解决的多种慢性疾病之一。

怎样打造一款优秀的移动医疗软件？

我们经常看到应用软件的开发人员（也包括将这些应用作为其移动医疗战略组成部分的机构）在设计应用软件时根本不考虑它的实际用处。对我们来说，一款优秀的移动医疗应用软件中，最重要的方面是要与其他应用功能、设备、人员、医疗健康记录相集成兼容。

一款移动医疗应用软件能够实现 3 项目标：展示内容、开展交易、建立沟通。优秀的应用软件需要完成所有这三项目标。例如，它应当在患者终端上显示出信息，使患者能够填写纸质表格和文书（例如在到达门诊部之前填写好身高、体重、血压等信息），还使患者能够直接与医疗机构建立信息沟通。

航空公司的应用软件已经将此付诸实现。例如，通过美国联合航空的应用软件，你可以预定航班，利用航班自助值机通过安检，获得机场贵宾休息室的出入卡，核对航班信息（还能对你所乘航班获得相关信息推送），获取机场地形图，查看欧元与美元的汇率牌价，甚至还能玩"数独"游戏并登陆脸书和推特，所有这些功能都能通过这款简单、易于上手的应用软件来实现（表 7-1）。

这就能让用户产生"黏性"。

在克利夫兰医学中心，我们的战略规划并不仅限于照搬通过台式电脑就能查找到的内容，而是要使我们所提供的移动医疗内容更具有战略性。例如，如果患者在我们的移动应用软件上跟踪自己的体重，并发现自己的体重大幅增加或降低，他就可以带着该信息前去看医生。

表 7-1　客户参与航空公司的应用

通知我	让我参与	给我授权	与我合作	电子社区
航空公司的航班表	检查常旅客里程积分	进行预定	将我升级为忠实客户	连接到脸书或推特上
机场地形图	玩游戏	更改航班	推送航班提醒并通知航班延误或取消	
行李收费与政策		航班值机	给航空公司员工点赞	
货币兑换表		将其作为登机牌使用		

推广移动医疗所面临的障碍

除了第二章中所讨论的隐私和安全问题之外，移动医疗的推广过程中还面临几个关键障碍。

这其中包括：

许多移动医疗应用软件的质量偏低 新英格兰调查报告中心做了一项调查，考察了 1500 个与健康相关的收费应用软件。其中超过五分之一的应用软件都出现了投诉现象。大约有一半的应用软件都利用手机的声音、光线、振动进行治疗活动。该中心的记者通过采访一些科学家，发现这种方法针对需要治疗的病症可能没有效果。2011 年，联邦贸易委员会针对两家软件开发公司提出了投诉，因为后者称手机发出的光线可以治疗痤疮。这两家公司都与委员会达成了和解并支付了罚款[203]。

那么，牛知公司针对乳腺增生推出的应用软件又是如何呢？据该公司称，只要每天听婴儿哭泣声至少 20 遍，就能增大妇女的乳房，这就像母乳喂养能增大乳房的原理一样。还有一款手机应用软件甚至称它能预测胎儿的性别[203]。

实际上，这些应用软件大多数都是很可怕的。也许总共有 1.2 万个应用软件，但它们都差强人意。其中大多数都很糟糕，很少有人会使用的。

克里斯·沃斯登
普华永道全球医疗创新领袖
在 2012 年医疗城市健康技术研讨会上的发言

还有些应用软件声称能通过照片来诊断皮肤癌。2013 年，几位皮肤病专家给《美国皮肤病学会杂志》写了封信，在信中表示对这些应用软件忧心忡忡[204]。

这些医生专门以皮肤扫描应用软件为例，该应用软件声称"能帮助普通人免受色素性皮肤病变的威胁，"而且下载次数超过 3.5 万次。当这款应用软件检测到高风险的痣时，它会建议人们立刻去看医生。对于判定为低风险或中等风险的痣，它建议只要"保持并对其观察"即可。

医生可以验证这种说法的真伪。他们利用该应用软件对 93 张照片进行分析，且这些照片都通过活组织切片证明其存在黑色素瘤。医生发现，这款应用软件在找出高风险的痣时只有 10.8% 的准确率，而其余 88.2% 的图片被判定为中等风险，1.2% 被判定为低风险。此外，这款应用软件无论怎么应用也无法分析出黑色素瘤。

他们在信中写道："延误治疗可能会产生巨大的危害。"

一家名叫哈普提克的软件评估机构试图改善医疗应用软件的质量，它是移动医疗应用商店和评估机构。该机构于 2013 年 2 月下旬发布了对移动医疗应用软件的测试和认证标准。

这些认证标准的设计目的旨在让医疗机构能够对移动医疗应用软件的内容、操作性、隐私、安全性展开评估。该机构由移动医疗、医疗技术、医疗认证、患者保护等领域公认的权威专家组成了一个技术委员会，根据来自医疗机构、信息技术机构以及关键性联邦机构的代表所提供的反馈信息，制定出了上述规范标准。总部设在伦敦的测试与认证公司英特泰克公司将对这些应用软件展开评估，一旦它们通过了技术测试，该公司就将它们发送给医疗机构评估其内容的准确性。

寻找投资：移动医疗的创业孵化器

大多数移动医疗应用和移动装置都是由创业公司和企业家出资的，因此他们急需资金支持。健康创业孵化器有助于将创新和融资相联接起来，例如罗克健康、创业健康、蓝图健康。

总部设在纽约的蓝图健康已经通过为期 3 个月的项目，帮助公司开发并推出移动医疗产品，辅导了数十家公司。在这些公司开发或推出的初期产品中，有一个针对初次响应者推出的电子健康档案系统，有一个能够告诉医疗服务机构它的用户是否洗过手的腕带（参见下文"金点子：你洗过手了吗？"），还有一个能提高患者配合治疗程度的智能药瓶。

如果企业家被选入 10 人公司的范畴，就可以获得 2 万美元的启动资金，还可以接受医疗专业人士、保险公司主管、信息技术专家、风险资本方提供的为期 3 个月的辅导培训。蓝图公司可获得 6% 的股权。2012 年，蓝图公司收到了 1 千多个应用软件开发项目，但该公司只受理了其中 5% 的应用软件开发[205]。

医疗社区的价值与企业家的价值之间错位　临床医师希望记录成果，但创业公司希望尽快推出产品并在之后对其调试[206]。

法规考虑　尽管美国食品与药品监督管理局（FDA）于 2011 年针对移动医疗设备和应用的相关法规公布了指导草案，而且实际上已经为多个移动设备所应用，并给予多个机构 510（k）条款待遇，但它依然没有推出最终的法规条款。最容易令人混淆的问题是移动医疗应用是否属于"康复"领域（因此，这不需要审批)。例如，帮助人们跟踪血压的移动应用软件，之后将信息录入个人健康记录中，要确定这是康复应用还是医疗应用。

通过将复杂的法规框架（施加于移动医疗之上），可能使这个前景广阔的市场今后的发展和创新被扼杀[207]。

2012 年，6 名议员给联邦通讯署和食品与药品监督管理局所写的信

一年之后，针对手机上今后可能推出的法规与税收，众议院监督和调查小组举行了为期 3 天的听证会，在听证期间，食品与药品监督管理局确认其并不打算对智能手机或平板电脑出台管制措施，也不会考虑将诸如 iTunes 应用软件商店、安卓市场、手机平台开发公司等实体机构或公司视为医疗设备生产商。它还称其移动医疗应用开发公司的小型更新不需要接受重新审查评估，而且也不会对电子健康档案或个人健康记录的应用出台管制措施。

这听起来似乎很棒，但这还是没有解决根本问题，因为食品与药品监督管理局今后将对应用软件和移动设备本身出台何种水平的管制。此类法规极大地可能会对移动医疗创新猛踩刹车，部分原因是由此产生的费用支付问题。

根据一项概算，1 个移动医疗产品办理审批的过程所产生的费用高达 2400 万美元。迈克尔·J. 克里乌查克医学博士来自总部设在亚特兰大的乔治亚耳鼻喉科中心，他在一份令人沮丧，但却有先见之明的报告中指出："费用在急剧增加，小型创新公司将被迫出局，随着移动医疗公司将其大部分资源用于遵守法规要求，真正的创新将会放慢脚步。能够挨到食品与药品监督管理局批准的产品无疑都会寻求第三方支付方的支付系统。这就会导致价格透明度的下降并进一步推升开发成本。移动医疗市场将会像其他医疗体系一样地臃肿和低效率。"[163]

我们只能祈祷他的看法是错误的。

金点子：你洗手了吗？

只要医疗机构在触摸患者或其他医用物品前用热水和肥皂洗手，医院中的感染率就会大幅下降[205]。鉴于医疗保险公司不再对医院内和在医院传染的疾病进行支付，就需要采取各种措施促使人们去洗手。

这就是智能移动公司大显身手的地方。该公司开发出一款手镯，如果用户洗手的时间足够长，它就会振动并将有关用户洗手习惯的信息发送给所在医院机构。

维吉尔生物公司也推出了一件敦促人们去洗手的利器，它采用了化学物传感监控器，能够探测到员工手上的肥皂和酒精消毒剂[208]。

本 章 要 点

❖ 只有首先制订一项明确的战略规划，医疗机构才可能进军移动医疗服务领域。该战略规划必须贴近该医疗机构的任务和目标。

❖ 这项战略规划的制定首先需要找出机构在该领域中的优势和劣势，以及机遇和威胁。这还需要制定出战略来克服薄弱环境并应对可能的威胁。

❖ 制订移动医疗战略规划的各种努力必须让各种利益攸关相关方面共同参与其中。

❖ 该战略规划应当发挥过滤机制，以确定何种移动产品对你的医疗机构最为重要。

❖ 移动医疗战略规划首先要设定等级、然后采用各种移动技术并满足临床需要，最后得出最终的战略规划并将其付诸实施。

❖ 在任何移动医疗战略规划中，消费者的参与都必须是核心要素。

结　论

从原始人开始发出声音和应答开始，沟通就成为所有互动活动的核心。沟通对于医疗的重要性至关重要。尽管我们能够从精密的实验室检验、外科治疗、医疗影像中获取信息，但无论是诊断评估中最重要的组成部分，还是治疗成功中最重要的指标，都是患者与医疗服务方之间的关系以及两者的沟通方式。

但是，我们目前的医疗体制要求这些互动几乎都采用亲自到场、面对面的形式，这样做不仅耗费了时间、而且成本昂贵，还经常令医患双方都不愉快。这种沟通形式还需要纸质材料（是的，要填写纸质文书），而且需要等待，并会出现诊疗过程仓促、有关信息遗漏、缺乏协调现象。该沟通过程本身既影响了医患关系，也影响了医疗的质量和患者的健康，最终导致医疗体制中数十亿美元的浪费。

电子健康档案及相关的技术在初步实施过程中，将会对此局面产生多种决定性的影响。在有些情况下，第一代 EHR 技术加速了信息流动、沟通和协作。但在许多情况下，这些 EHR 系统阻碍了临床医疗，降低了沟通并影响了医患之间的互动交流。

移动医疗有能力改变这一切。

正如本书中所论述的，移动医疗具有广泛地潜力变革医疗服务的每一个方方面面，例如我们怎样保持健康，如何提供医疗服务，如何对医疗服务进行支付。这场变革已经启动了。目前，无线网络系统、台式电脑、平板电脑、智能手机等为虚拟医疗体系的巨大发展打下了坚实基础。如果再加上更加周密的设计，同时在移动医疗工程和工作流方面更注重人的因素，你就能获得下一代高性能移动工具和工作流程，这将使移动技术能服务于医疗服务提供方和患者，而不再起阻碍作用。

移动医疗使我们有能力获取大量的数据并对其进行筛选，以便针对医院或诊疗室中的患者，或在供电短缺、公路不通的非洲乡村中的患者获取其医疗模式和线索。

这使我们能够诊疗数千英里之外的患者，包括对她的耳朵和咽喉进行身体检查，听她的心跳声音，还能进行超声波检查，这些活动只需要一部智能手机就可以实现。

对于医疗消费者而言，这使他们有能力管理自己的健康，这是其他任何形式的信息和沟通都无法实现的。无论何时何地、无论在干什么，它都能对我们身体发出的关键征兆进行监控，查看我们自己健康地记录，并跟踪自身的健康状况。

但最重要一点在于，无论身处何地，移动医疗都有能力让医疗服务消费者和医疗服务提供机构/医院之间立刻建立深度的、丰富的、有意义的链接。

眼前的挑战

我们别无选择，只能迎接变革的浪潮。在发达国家，我们需要移动医疗来弥补现存医疗体制中的漏洞，因为那里的医疗费用昂贵，但质量却不高；慢性疾病越来越复杂，这些正在耗尽医疗资源，并使患者失去高品质的生活环境。而在发展中国家，我们需要移动医疗来建立目前尚未健全的医疗服务体制，并在资源匮乏、基础设施落后的国家为不断膨胀的人口提供高品质的医疗服务。

眼前的道路可能十分清晰，但绝不轻松。正如在本书中我们所强调的内容，前方的道路是曲折的，充满艰难险阻。仅在美国，医疗费用几乎占到国民经济总量的20%，强大、地位稳固、积极进取的利益攸关各方依然固守着传真机、复印机以及面对面的互动式医疗服务，他们不愿放弃他们所熟悉的医疗领域并进入陌生的移动医疗领域。幸运的是，还有像我们这样的人希望推动他们前行，并与他们合作打造美好的未来。

我们刚刚走完了万里长征的第一步，就像福特T型汽车翻开了汽车时代的扉页一样。这场变革推动了我们的世界从马匹和马车向前发展着，原先人们几乎无法离家前往50英里以外的地方，而如今高速公路已经让我们的世界大变样了，我们常常驾车50英里只是为去吃顿午饭。这场变化需要消费者，医疗行业和政府之间的通力合作。这也可能会给其他行业带来灾难（现在还有谁需要马鞭呢？）这是一场痛苦、激动人心、翻天覆地的变革。

通过移动医疗对现有医疗进行的改造也与此相似。

但是，目前这场变革并不是比特和字节层面上的，也不是为了打造吸引人们的应用软件和硬件系统，也并不仅仅局限于大数据。它需要利用高科技来推动人与人的接触，因为医疗和其他任何行业都不同。这并非是与事物打交道，而是与人打交道。医疗指在我们的生命中最快乐或最艰难的时候如何相互关爱和相互联系。

　　我们应当充满信心和勇气、深思熟虑地推进移动医疗事业，并力求实现科学与艺术的平衡、效率与爱心的平衡、权益与合作的平衡、理想主义与现实主义的平衡。

　　能够生于这个巨变的时代，是我们的幸运。我们能够获得移动工具对医疗服务展开前所未有的变革，并为后人留下一笔可观的遗产。但是我们永远不能忘记，这场变革的核心是：我们真心诚意与患者治疗和接受治疗的愿望相一致。

参 考 文 献

1.   Ackerman K. mHealth: Closing the Gap Between Promise and Adoption. *iHealth Beat.* 2011. http://www.ihealthbeat.org/features/2011/mhealth-closing-the-gap-between-promise-and-adoption.aspx. Accessed November 12, 2012.

2.   Atallah L, Jonesy GG, Ali R, et al. Observing Recovery from Knee-Replacement Surgery by using Wearable Sensors. Paper presented at: 8th International Conference on Body Sensor Networks2011; Dallas, TX.

3.   HIMSS. Definitions of mHealth. 2012; http://www.mhimss.org/resource/definitions-mhealth. Accessed November 12, 2012.

4.   World Health Organization. *mHealth: New horizons for health through mobile technologies.* 2011.

5.   McBeth PB, Crawford I, Blaivas M, et al. Simple, almost anywhere, with almost anyone: remote low-cost telementored resuscitative lung ultrasound. *The Journal of Trauma.* Dec 2011;71(6):1528-1535.

6.   HIMSS Analytics. *2nd Annual HIMSS Mobile Technology Survey.* 2012.

7.   Jahns RG. The market for mHealth app services will reach $26 billion by 2017. *research2guidance.* March 7, 2013. http://www.research2guidance.com/the-market-for-mhealth-app-services-will-reach-26-billion-by-2017/. Accessed July 10, 2013.

8.   Taitsman JK, Grimm CM, Agrawal S. Protecting Patient Privacy and Data Security. *The New England Journal of Medicine.* Feb 27 2013.

9. Ranck J. Mobile Operators and Digital Health. *Mobihealthnews 2012 report*: Chester Street Publishing; 2012.

10. iData Research. U.S. Market for Patient Monitoring Devices. 2012; http://www.idataresearch.com/u-s-market-for-patient-monitoring-devices-2012/?r=y.

11. Dolan B. Mobile health sensor market to hit $5.6B by 2017. *Mobile Health News.* April 24, 2013. http://mobihealthnews.com. Accessed April 25, 2013.

12. Miliard M. Frost & Sullivan spotlights top opportunities for telehealth growth. *Healthcare IT News.* October 28, 2012. http://www.healthcareitnews.com/news/frost-sullivan-spotlights-top-opportunities-telehealth-growth. Accessed November 2, 2012.

13. Morgan SA, Agee NH. Mobile Healthcare. *Front Health Serv Manage.* 2012;29(2):3-10.

14. Mayne L, Girod C, S. W. *2012 Milliman Medical Index.* 2012.

15. University of Oxford. mHealth could have potential cost saving of £750 million for NHS. http://www.ibme.ox.ac.uk/news-events/news/mhealth-could-have-potential-cost-saving-of-a3750-million-for-nhs. Accessed May 26, 2013.

16. Juniper Research. Cost Savings from Mobile Health Monitoring to Reach $1.9 billion to $5.8 Billion Globally by 2014 says Juniper Research [press release]. 2010; http://www.juniperresearch.com/viewpressrelease.php?pr=172. Accessed May 24, 2013.

17. Accenture. *Still waiting for mHealth? Mobile devices create new opportunity in healthcare.* 2012.

18. Boston Consulting Group and Telenor Group. *Socio-Economic Impact of mHealth.* 2012.

19. West D. *Issues in Technology Innovation: How Mobile Devices are Transforming Healthcare.* The Brookings Institution;2012.

20. Kulshreshtha A, Kvedar JC, Goyal A, et al. Use of remote

monitoring to improve outcomes in patients with heart failure: a pilot trial. *International Journal of Telemedicine and Applications.* 2010;2010:870959.

21. Dawson A, Cohen D, Candelier C, et al. Domiciliary midwifery support in high-risk pregnancy incorporating telephonic fetal heart rate monitoring: a health technology randomized assessment. *Journal of Telemedicine and Telecare.* 1999;5(4):220-230.

22. Rees RS, Bashshur N. The effects of TeleWound management on use of service and financial outcomes. *Telemedicine journal and e-health : the official journal of the American Telemedicine Association.* Dec 2007;13(6):663-674.

23. Steventon A, Bardsley M, Billings J, et al. Effect of telehealth on use of secondary care and mortality: findings from the Whole System Demonstrator cluster randomised trial. *BMJ (Clinical research ed.).* 2012;344:e3874.

24. van Os-Medendorp H, Koffijberg H, Eland-de Kok PC, et al. E-health in caring for patients with atopic dermatitis: a randomized controlled cost-effectiveness study of internet-guided monitoring and online self-management training. *The British Journal of Dermatology.* May 2012;166(5):1060-1068.

25. Medtronic. Medtronic Launches CareLink Express™ Service: Pilot Shows New Remote Monitoring Service Allows Quick Access to Care for Patients [press release]. August 14, 2012; http://wwwp.medtronic.com/Newsroom/NewsReleaseDetails.do?itemId=1344869505352&lang=en_US. Accessed November 13, 2012.

26. Exempting in-home video telehealth from copayments. Direct final rule; confirmation of effective date. *Federal Register.* Sep 25 2012;77(186):58952-58953.

27. Johnson A. The Do-It-Yourself House Call. *The Wall Street Journal.* July 27, 2010.

28. Globalworkplaceanalytics.com. Latest Telecommuting Statistics. 2012; http://www.globalworkplaceanalytics.com/telecommuting-statistics. Accessed November 11, 2012.

29. Litan RE. *Vital Signs via Broadband: Remote Health Monitoring Transmits Savings, Enhances Lives.* Better Health Care Together;2008.

30. Price Waterhouse Cooper. *Emerging mHealth: Paths for Growth.* June 2012.

31. International Telecommunications Union. ICT Data and Statistics: Mobile Cellphone Telephony. 2012; http://www.itu.int/ITU-D/ict/statistics/. Accessed November 9, 2012.

32. Fox S, Duggan M. *Mobile Health 2012.* Pew Internet & American Life Project;2012.

33. Number of people with diabetes increases to 24 million: estimates of diagnosed diabetes now available for all U.S. counties [press release]. June 24, 2008; http://www.cdc.gov/media/pressrel/2008/r080624.htm. Accessed July 3, 2013.

34. Number of Americans with diabetes projected to double or triple by 2050: older, more diverse population and longer lifespans contribute to increase [press release]. Atlanta, GA: Centers for Disease Control and Prevention; October 22, 2010. http://www.cdc.gov/media/pressrel/2010/r101022.html. Accessed July 3, 2013.

35. Levin D. EMR & Personalized Health: "Keeping it Real" in the Clinical Setting. Paper presented at: Cleveland Clinic 2012 Personalized Healthcare Summit: Personalized Healthcare for the Practicing Clinician. May 2012.

36. International Diabetes Federation. The Global Burden. *JDF Diabetes Atlas.* 2012.

37. eHealth Initiative. *An Issue Brief on eHealth Tools and Diabetes Care for Socially Disadvantaged Populations.* California HealthCare Foundation;2012.

38. Health and Human Services. mHealth Initiatives. 2011; http://www.hhs.gov/open/initiatives/mhealth/. Accessed November 13, 2012.

39. Federal Communications Commission. *mHealth Task Force: Findings and Recommendations.* 2012.

40. Gold J. FDA regulators face daunting task as health apps multiply. *Kaiser Health News.* June 27, 2012.

41. O'Harrow R. Health-care sector vulnerable to hackers, researchers say. *The Washington Post* December 25, 2013.

42. Shaw G. 4 Health Privacy Threats That Will Freak You Out. January 7, 2013. http://www.fiercehealthit.com/story/4-data-and-privacy-threats-will-freak-you-out/2013-01-07. Accessed January 19, 2013.

43. Lucille Packard Children's Hospital at Stanford. Notice and Frequently Asked Questions About a Recent Laptop Theft 2013; http://www.lpch.org/aboutus/news/for-patients.html. Accessed March 14, 2013.

44. Office of Inspector General, Veteran's Administration. *Review of Alleged Transmission of Sensitive VA Data Over Internet Connections.* March 6, 2013.

45. Mearian L. 'Wall of Shame' exposes 21M medical record breaches. *Computerworld.* August 7, 2012. http://www.computerworld.com/s/article/9230028/_Wall_of_Shame_exposes_21M_medical_record_breaches. Accessed May 12, 2013.

46. Ponemon Institute. *Third Annual Benchmark Study on Patient Privacy & Data Security.* December 2012.

47. Australian Government Department of Defense. Multi-Factor Authentication. 2013; http://www.dsd.gov.au/publications/csocprotect/multi_factor_authentication.htm.

48. Yu R. Lost Cellphones Added Up Fast in 2011. *USA Today.* March 23, 2012.

49. Scherer M. Law Enforcement Sounds Alarm on Cell-Phone-Theft Epidemic. *Time.* March 25, 2013.

50. Health and Human Services. Breaches Affecting 500 or More Individuals. 2012; http://www.hhs.gov/ocr/privacy/hipaa/administrative/br

eachnotificationrule/breachtool.html. Accessed May 13, 2013.

51. HitConsultant. 3 Basics of Effective BYOD for Your Healthcare Organization. February 12, 2013. http://www.hitconsultant.net/2013/02/12/3-basics-of-effective-byod-for-your-healthcare-organization/. Accessed March 14, 2013.

52. Jackson S. 8 strategies for tightening mobile security at hospitals. *FierceMobileHealthcare.* July 22, 2011. http://www.fiercemobilehealthcare.com/story/8-strategies-tightening-mobile-security-hospitals/2011-07-22. Accessed May 13, 2013.

53. Kirk J. Pacemaker Hack Can deliver Deadly 830-volt Jolt. *NetworkWorld.* October 17, 2012. http://www.networkworld.com/news/2012/101712-pacemaker-hack-can-deliver-deadly-263445.html. Accessed March 15, 2013.

54. United States General Accounting Office. *Medical Devices: FDA Should Expand Its Consideration of Information Security for Certain Types of Devices.* 2012.

55. Marcus AD, Weaber C. Heart Gadgets Test Privacy-Law Limits. *Wall Street Journal* November 28, 2012.

56. McGraw D, Pfister HR, Ingargiola SR, Belfort RD. Lessons from Project HealthDesign: Strategies for Safeguarding Patient-Generated Health Information Created or Shared through Mobile Devices. *J Healthcare Inform Manag.* Summer 2012;26(3):24-29.

57. Acohido B. Anti-virus firms push security software for mobile devices. *USA Today.* September 19, 2011.

58. Mosquera M. mHealth Stakeholders Await Clarity Across Regulatory Landscape. *mHIMSS.* November 26, 2012. http://tinyurl.com/aejrk76. Accessed November 29, 2012.

59. Happtique Unveils Final Standards for Certifying Mobile Health Apps. *iHealth Beat.* February 28, 2013. http://www.ihealthbeat.org/articles/2013/2/28/happtique

-unveils-final-standards-for-certifying-mobile-health-apps.aspx. Accessed March 15, 2013.

60. US Department of Health and Human Services. *Managing Mobile Devices in Your Health Care Organization.*

61. Karasz HN, Eiden A, Bogan S. Text Messaging to Communicate With Public Health Audiences: How the HIPAA Security Rule Affects Practice. *American Journal of Public Health.* Apr 2013;103(4):617-622.

62. Quinn CC, Shardell MD, Terrin ML, Barr EA, Ballew SH, Gruber-Baldini AL. Cluster-randomized trial of a mobile phone personalized behavioral intervention for blood glucose control. *Diabetes Care.* Sep 2011;34(9):1934-1942.

63. WellDoc. The WellDoc® DiabetesManager® Cuts Hospital and ER Visits in Half [press release]. December 6, 2011; http://www.businesswire.com/news/home/20111206005 830/en. Accessed December 25, 2012.

64. Centers for Disease Control and Prevention. 2011 National Diabetes Fact Sheet. http://www.cdc.gov/diabetes/pubs/estimates11.htm. Accessed December 24, 2012.

65. Shaw JE, Sicree RA, Zimmet PZ. Global estimates of the prevalence of diabetes for 2010 and 2030. *Diabetes Research and Clinical Practice.* Jan 2010;87(1):4-14.

66. Christensen C, Bohmer R, Kenagy J. Will disruptive innovations cure healthcare? *Harv Bus Rev.* Vol 782000:102-112, 199.

67. Christensen CM. A disruptive solution for health care. 2011; http://blogs.hbr.org/innovations-in-health-care/2011/03/a-disruptive-solution-for-heal.html. Accessed December 7, 2012.

68. Ryan K. Texting Among Doctors Raises Privacy Concerns. *Hispanic Business.* November 13, 2012. http://www.hispanicbusiness.com/2012/11/13/texting_among_doctors_raises_privacy_concerns.htm. Accessed December 23, 2012.

69. *Point-of-care computing for nursing.* Spyglass Consulting Group;November 2012.

70. Farnan JM, Snyder Sulmasy L, Worster BK, et al. Online medical professionalism: patient and public relationships: policy statement from the American College of Physicians and the Federation of State Medical Boards. *Annals of Internal Medicine.* Apr 16 2013;158(8):620-627.

71. Kellermann AL, Jones SS. What it will take to achieve the as-yet-unfulfilled promises of health information technology. *Health Affairs.* Jan 2013;32(1):63-68.

72. Abbass I, Helton J, Mhatre S, Sansgiry SS. Impact of electronic health records on nurses' productivity. *Computers, Informatics, Nursing : CIN.* May 2012;30(5):237-241.

73. Abelson R, Creswell J, Palmer G. Medicare bills rise as records turn electronic. *New York Times* September 21, 2012.

74. Phansalkar S, van der Sijs H, Tucker AD, et al. Drug-drug interactions that should be non-interruptive in order to reduce alert fatigue in electronic health records. *Journal of the American Medical Informatics Association : JAMIA.* May 1 2013;20(3):489-493.

75. Embi PJ, Leonard AC. Evaluating alert fatigue over time to EHR-based clinical trial alerts: findings from a randomized controlled study. *Journal of the American Medical Informatics Association : JAMIA.* Jun 2012;19(e1):e145-148.

76. Wrenn JO, Stein DM, Bakken S, Stetson PD. Quantifying clinical narrative redundancy in an electronic health record. *Journal of the American Medical Informatics Association : JAMIA.* Jan-Feb 2010;17(1):49-53.

77. Thornton JD, Schold JD, Venkateshaiah L, Lander B. Prevalence of copied information by attendings and residents in critical care progress notes. *Critical Care Medicine.* Feb 2013;41(2):382-388.

78. Freudenheim M. The Ups and Downs of Electronic Medical Records. *The New York Times.* October 8, 2012.

79. Mace S. How Tablets are Influencing Healthcare. *HealthLeaders.* March 6, 2013. http://www.healthleadersmedia.com/print/TEC-289831/How-Tablets-are-Influencing-Healthcare. Accessed May 2, 2013.

80. Reed M, Huang J, Graetz I, et al. Outpatient electronic health records and the clinical care and outcomes of patients with diabetes mellitus. *Annals of Internal Medicine.* Oct 2 2012;157(7):482-489.

81. Palen TE, Ross C, Powers JD, Xu S. Association of online patient access to clinicians and medical records with use of clinical services. *JAMA : The Journal of the American Medical Association.* Nov 21 2012;308(19):2012-2019.

82. Walker JM, Hassol A, Bradshaw B, Rezaee ME. *Health IT Hazard Manager Beta-Test: Final Report.* Rockville, MD: Agency for Healthcare Research and Quality;May 2012.

83. Carayon P, Karsh B. *Incorporating Health Information Technology Into Workflow Redesign.* Rockville, MD: Agency for Healthcare Research and Quality October 2012.

84. Committee on Patient Safety and Health Information Technology. *Health IT and Patient Safety: Building Better Systems for Better Care.* Washington, DC2011.

85. Burnett M, et al. A simple, real-time text-messaging intervention is associated with improved door-to-needle times for acute ischemic stroke. Paper presented at: American Academy of Neurology2013; San Diego, CA.

86. Bodenheimer T, Lorig K, Holman H, Grumbach K. Patient self-management of chronic disease in primary care. *JAMA : the journal of the American Medical Association.* Nov 20 2002;288(19):2469-2475.

87. Lorig K, Ritter PL, Laurent DD, et al. Online diabetes self-management program: a randomized study. *Diabetes Care.* Jun 2010;33(6):1275-1281.

88. Lorig K, Alvarez S. Re: Community-based diabetes education for Latinos. *The Diabetes Educator.* Jan-Feb 2011;37(1):128.

89. Robert Wood Johnson Foundation. When Patients Share Health Info with Providers Through Personal Technologies, Clinical Care and Patient Engagement Improve. September 26, 2012; http://rwjf.org/en/about-rwjf/newsroom/newsroom-content/2012/09/When-Patients-Share-Health-Info-with-Providers-through-Personal-Technologies-Clinical-Care-and-Patient-Engagement-Improve.html. Accessed December 22, 2012.

90. Chase D. Xboxification of Healthcare. *Forbes.* December 4, 2012.

91. McNickle M. 7 E-Health Tools to Get Patients Engaged. *Information Week.* October 8, 2012. http://www.informationweek.com/healthcare/patient/7-e-health-tools-to-get-patients-engaged/240008652?pgno=5. Accessed December 22, 2012.

92. Khan S, Maclean CD, Littenberg B. The effect of the Vermont Diabetes Information System on inpatient and emergency room use: results from a randomized trial. *Health Outcomes Research in Medicine.* Jul 2010;1(1):e61-e66.

93. Littenberg B, MacLean CD, Zygarowski K, Drapola BH, Duncan JA, Frank CR. The Vermedx Diabetes Information System reduces healthcare utilization. *The American Journal of Managed Care.* Mar 2009;15(3):166-170.

94. Maclean CD, Gagnon M, Callas P, Littenberg B. The Vermont diabetes information system: a cluster randomized trial of a population based decision support system. *Journal of general internal medicine.* Dec 2009;24(12):1303-1310.

95. McNickle M. Patient Engagement Tools Reduce Hospital Readmission Rates. *Information Week.* September 27, 2012. http://www.informationweek.com/healthcare/patient/patient-engagement-tools-reduce-hospital/240008088. Accessed December 22, 2012.

96. Rothemich SF, Massoudi B. BreathEasy: A Smartphone PHR for Patients with Asthma. 2012; http://www.allhealth.org/briefingmaterials/Rothemich-BreathEasy-2367.pdf. Accessed December 22, 2012.

97.　mHealth team for PwC. *Emerging mHealth: Paths for Growth.* June 2012.

98.　Peck AD. App-solutely fabulous: Mobile health apps on the rise. *Medical Economics.* November 25, 2011. http://medicaleconomics.modernmedicine.com/memag/article/articleDetail.jsp?id=752524&sk=&date=&pageID=2. Accessed November 29, 2012.

99.　Jencks SF, Williams MV, Coleman EA. Rehospitalizations among patients in the Medicare fee-for-service program. *New England Journal of Medicine.* Apr 2 2009;360(14):1418-1428.

100.　Lemieux J, Sennett C, Wang R, Mulligan T, Bumbaugh J. Hospital readmission rates in Medicare Advantage plans. *The American Journal of Managed Care.* Feb 2012;18(2):96-104.

101.　Konschak C, Flareau B. New Frontiers in Home Telemonitoring. It's Already Here; Where are You? *JHIM.* 2008;22(2):16-23.

102.　Chumbler NR, Neugaard B, Ryan P, Qin H, Joo Y. An observational study of veterans with diabetes receiving weekly or daily home telehealth monitoring. *Journal of telemedicine and telecare.* 2005;11(3):150-156.

103.　Jacob S. THR Pilot Study: Wireless Monitoring Cuts Heart Failure Readmissions by 27 Percent. *DHealthcare Daily.* 2012. http://healthcare.dmagazine.com/2012/08/13/thr-pilot-study-wireless-monitoring-cuts-heart-failure-readmissions-by-27-percent/. Accessed November 29, 2012.

104.　Graham J, Tomcavage J, Salek D, Sciandra J, Davis DE, Stewart WF. Postdischarge monitoring using interactive voice response system reduces 30-day readmission rates in a case-managed Medicare population. *Medical care.* Jan 2012;50(1):50-57.

105.　Sorknaes AD, Madsen H, Hallas J, Jest P, Hansen-Nord M. Nurse tele-consultations with discharged COPD patients reduce early readmissions--an interventional study. *The Clinical Respiratory Journal.* Jan 2011;5(1):26-34.

106. Wicklund E. Kentucky physician touts advantages of house calls by smartphone. *mHIMSS.* March 15, 2013. http://www.mhimss.org/news/kentucky-physician-touts-advantages-house-calls-smartphone. Accessed March 21, 2013.

107. Switzer JA, Demaerschalk BM, Xie J, Fan L, Villa KF, Wu EQ. Cost-Effectiveness of Hub-and-Spoke Telestroke Networks for the Management of Acute Ischemic Stroke From the Hospitals' Perspectives. *Circ Cardiovasc Qual Outcomes.* Dec 4 2013;6(1):18-26.

108. Baker LC, Johnson SJ, Macaulay D, Birnbaum H. Integrated telehealth and care management program for Medicare beneficiaries with chronic disease linked to savings. *Health affairs.* Sep 2011;30(9):1689-1697.

109. McCann E. Remote monitoring savings pegged at $1.4M for Dartmouth Hitchcock. *Healthcare IT News.* June 18, 2012. http://www.healthcareitnews.com/news/savings-remote-monitoring-pegged-14m-dartmouth-hitchcock

110. Dansky KH, Palmer L, Shea D, Bowles KH. Cost analysis of telehomecare. *Telemedicine journal and e-health : the official journal of the American Telemedicine Association.* Fall 2001;7(3):225-232.

111. Bertakis KD, Azari R. Patient-centered care is associated with decreased health care utilization. *Journal of the American Board of Family Medicine : JABFM.* May-Jun 2011;24(3):229-239.

112. Pew Internet and American Life Project. Pew Internet: Mobile. 2012; http://pewinternet.org/Commentary/2012/February/Pew-Internet-Mobile.aspx. Accessed April 24, 2013.

113. Caine K, Hanania R. Patients want granular privacy control over health information in electronic medical records. *Journal of the American Medical Informatics Association.* Jan 1 2013;20(1):7-15.

114. Wolters Kluwer Health. *Wolters Kluwer Health Quarterly Poll: Consumerization of Healthcare.* 2012.

115. Anania Communications Regulatory Authority. Quarterly Statistics: Dar es Salaam. 2013; http://www.tcra.go.tz/index.php/quarterly-telecommunications-statistics#. Accessed March 1, 2013.

116. Kearney AT. Improving the Evidence for Mobile Health. 2012; http://www.gsma.com/connectedliving/wp-content/uploads/2012/03/atkearneyevidenceformobilehealthwhitepaper.pdf. Accessed February 26, 2013.

117. Derenzi B, Borriello G, Jackson J, et al. Mobile phone tools for field-based health care workers in low-income countries. *The Mount Sinai Journal of Medicine, New York.* May-Jun 2011;78(3):406-418.

118. World Health Organization. Global Health Observatory. Infant mortality: situation and trends. 2013; http://www.who.int/gho/child_health/mortality/neonatal_infant_text/en/index.html. Accessed March 2, 2013.

119. Centers for Disease Control and Prevention. Fast Stats: Therapeutic Drug Use. 2011; http://www.cdc.gov/nchs/fastats/drugs.htm. Accessed April 24, 2013.

120. Wicklund E. mHealth technology used to develop "Flying Eye Hospital". *mHIMSS.* 2013. http://www.mhimss.org/news/mhealth-technology-used-develop-flying-eye-hospital. Accessed March 21, 2013.

121. mobiThinking. Global mobile statistics 2013 Part A: Mobile subscribers; handset market share; mobile operators. 2012; http://mobithinking.com/mobile-marketing-tools/latest-mobile-stats/a. Accessed May 8, 2013.

122. Horvath T, Azman H, Kennedy GE, Rutherford GW. Mobile phone text messaging for promoting adherence to antiretroviral therapy in patients with HIV infection. *The Cochrane Database of Systematic Reviews.* 2012;3:CD009756).

123. Smith M. India's sub-$50 Android tablet claims 1.4 million orders in two weeks. *engadget.* January 4, 2012. http://www.engadget.com/2012/01/04/india-sub-50-

android-tablet-1-4-million-orders/. Accessed March 18, 2013.

124. Al-Adhroey AH, Nor ZM, Al-Mekhlafi HM, Mahmud R. Opportunities and obstacles to the elimination of malaria from Peninsular Malaysia: knowledge, attitudes and practices on malaria among aboriginal and rural communities. *Malaria journal.* 2010;9:137.

125. PwC. Value: Getting it. Giving it. Growing it. *Communications Review.* 2010;15(3):1-48.

126. Wicklund E. Health eVillages launches new mHealth effort in Haiti. 2013. http://www.mhimss.org/news/health-evillages-launches-new-mhealth-effort-haiti. Accessed March 17, 2013.

127. Burke LE, Styn MA, Sereika SM, et al. Using mHealth technology to enhance self-monitoring for weight loss: a randomized trial. *American Journal of Preventive Medicine.* Jul 2012;43(1):20-26.

128. Wicklund E. A 'disaster doc' offers his take on mHealth's advantages. *mHIMSS.* April 15, 2013. http://www.mhimss.org/news/disaster-doc. Accessed April 16, 2013.

129. Mathews AW. Doctors Move to Webcams. *Wall Street Journal.* December 20, 2012.

130. Arora S, Peters AL, Agy C, Menchine M. A mobile health intervention for inner city patients with poorly controlled diabetes: proof-of-concept of the TExT-MED program. *Diabetes technology & therapeutics.* Jun 2012;14(6):492-496.

131. Brownlee C. mHealth – Can You Hear Me Now? *The Magazine of the Johns Hopkins University Bloomberg School of Public Health.* 2012. http://magazine.jhsph.edu/2012/technology/features/mHealth/page_1/. Accessed January 13, 2013.

132. Shapiro JR, Bauer S, Andrews E, et al. Mobile therapy: Use of text-messaging in the treatment of bulimia nervosa. *The International journal of eating disorders.* Sep 2010;43(6):513-519.

133. Linder M. African Teaching Hospital Gets Ahead with Skyscape Apps. http://www.healthevillages.org/news-from-the-field/african-teaching-hospital-gets-ahead-with-skyscape-apps/. Accessed February 25, 2013.

134. Mwanahamuntu MH, Sahasrabuddhe VV, Kapambwe S, et al. Advancing cervical cancer prevention initiatives in resource-constrained settings: insights from the Cervical Cancer Prevention Program in Zambia. *PLoS medicine.* May 2011;8(5):e1001032.

135. Phippart T. The (M)Health Connection: An Examination Of The Promise Of Mobile Phones For HIV/AIDS Intervention In Sub-Saharan Africa [master's thesis]. 2012; ir.lib.uwo.ca/cgi/viewcontent.cgi?article=1962&context=etd . Accessed February 27, 2013.

136. Donner J, Mechael P. *MHealth in Practice: Mobile Technology for Health Promotion in the Developing World.* New York: Bloomsbury Academic; 2013.

137. World Health Organization. Immunization Highlights. 2012; http://www.who.int/immunization/newsroom/highlights/2012/en/index1.html. Accessed March 2, 2013.

138. Qualcomm Wireless Reach Initiative. The Computerworld Honors Program: honoring those who use information technology to benefit society. December 2011; www.cwhonors.org/case_studies/2012Finalists/Health/2919.pdf. Accessed March 3, 2013.

139. World Bank. 2012 Information and communications development: Maximizing mobile. 2012; http://siteresources.worldbank.org/EXTINFORMATIONANDCOMMUNICATIONANDTECHNOLOGIES/Resources/IC4D-2012-Report.pdf.

140. Dolan PL. Older patients join crowd consulting Dr. Internet. American Medical News. *American Medical News.* October 22, 2012. http://www.ama-assn.org/amednews/2012/10/22/bisb1022.htm. Accessed February 1, 2013.

141. Singh H, Fox SA, Petersen NJ, Shethia A, Street RL, Jr. Older patients' enthusiasm to use electronic mail to communicate with their physicians: cross-sectional survey. *Journal of Medical Internet Research.* 2009;11(2):e18.

142. van den Berg N, Schumann M, Kraft K, Hoffmann W. Telemedicine and telecare for older patients-A systematic review. *Maturitas.* Oct 2012;73(2):94-114.

143. Burke B. *Gamification: Engagement Strategies for Business and IT.* Gartner Inc;November 20, 2012.

144. Christakis NA, Fowler JH. The spread of obesity in a large social network over 32 years. *New England Journal of Medicine.* Jul 26 2007;357(4):370-379.

145. Health Research Institute. *Healthcare unwired: New business models delivering care anywhere.* PriceWaterhouseCoopers;September 2010.

146. GSMA. *Sub-Saharan Africa Mobile Observatory 2012 Report.* 2012.

147. Berry EA. Big insurers investing in mobile health apps. *American Medical News.* January 23, 2012. http://www.amednews.com/article/20120123/business/3 01239959/7/.

148. Dunbrack LA. *Essential Partner Strategies for mHealth.* IDCHealth Insights;September 2012.

149. Broderick A, Lindeman D. *Scaling Telehealth: Lessons from Early Adopters.* The Commonwealth Fund;January 30, 2013.

150. NEHI. *FAST: Detailed Technology Analysis Home Telehealth.* June 2009.

151. PwC Health Resources Institute. Healthcare Unwired. 2010.

152. World Health Organization. *Telemedicine: Opportunities and Developments in Member States.* 2010.

153. Watson T. *2012 Onsite Health Center Survey Report.* 2012.

154. Matt ST. WellPoint expands telemedicine opportunities for doctors. *American Medical News.* January 31, 2013.

http://www.amednews.com/article/20130130/business/1
30139999/8/. Accessed January 30, 2013.

155. Courneya PT, Palattao KJ, Gallagher JM. HealthPartners'
online clinic for simple conditions delivers savings of $88
per episode and high patient approval. *Health Affairs.* Feb
2013;32(2):385-392.

156. Integrated Benefits Institute. *Poor Health Costs US Economy
$576 Billion.* September 12, 2012.

157. Qualcomm. *Delivering Accountable Care with Remote
Monitoring for Chronic Disease Management.* 2012.

158. Bailey JL, BK J. Telementoring: using the Kinect and
Microsoft Azure to save lives. *Int J Electronic Finance.*
2013;7:33-47.

159. National Telehealth Policy Resource Center. *State Telehealth
Laws and Reimbursement Policies: A Comprehensive Scan of
the 50 States and the District of Columbia.* 2013.

160. mHealth Alliance. *Advancing the Dialogue on Mobile Finance
and Mobile Health: Country Case Studies.* March 2002.

161. International Telecommunications Union. Statistics. 2011;
www.itu.int/ ITU-D/ict/statistics. Accessed February 26,
2013.

162. The United Nations Foundation. mHealth for Development:
The Opportunity For Mobile Technology For Health Care In
The Developing World. 2009;
http://unpan1.un.org/intradoc/groups/public/documents/
unpan/unpan037268.pdf. Accessed March 1, 2013.

163. Koriwchak MJ. Commentary: The economic lessons of
mHealth. *mHIMSS.* 2013.
http://www.mhimss.org/news/commentary-economic-
lessons-mhealth. Accessed March 21, 2013.

164. Labrique AB. Connecting People, Compressing Time and
Creating Opportunities: The Promise of Mobile Health. 2012;
https://hit.umbc.edu/news/23-connecting-people-
compressing-time-and-creating-opportunities-the-promise-

of-mobile-health-by-alain-b-labrique. Accessed March 1, 2013.

165. Mahmud N, Rodriguez J, Nesbit J. A text message-based intervention to bridge the healthcare communication gap in the rural developing world. *Technology and health care : official journal of the European Society for Engineering and Medicine.* 2010;18(2):137-144.

166. International Development Research Centre. ICT for health: Empowering Health Workers to Save Lives. 2011; http://www.healthnet.org/uhin. Accessed March 1, 2013.

167. World Health Organization. Maternal Mortality: Fact Sheet 348. May 2012; http://www.who.int/mediacentre/factsheets/fs348/en/index.html. Accessed March 5, 2013.

168. Tamrat T, Kachnowski S. Special delivery: an analysis of mHealth in maternal and newborn health programs and their outcomes around the world. *Maternal and child health journal.* Jul 2012;16(5):1092-1101.

169. Book CF. Malawi. 2013; https://www.cia.gov/library/publications/the-world-factbook/geos/mi.html Accessed March 1, 2013.

170. mHealth Alliance. Sustainable Financing for Mobile Health. February 2013; http://www.mhealthalliance.org/images/content/sustainable_financing_for_mhealth_report.pdf. Accessed March 3, 2013.

171. The Telenor Group. mHealth partnership supports mother-infant health. http://www.telenor.com/corporate-responsibility/initiatives-worldwide/mhealth-partnership-supports-motherinfant-health/. Accessed March 8, 2013.

172. Mobile Alliance for Maternal Action. MAMA Overview. 2013; http://healthunbound.org/mama/overview. Accessed February 23, 2013.

173. Chib A. *Information and Communication Technologies for Health Care: Midwife Mobile-Phone Project in Aceh Besar World Vision Endline Report.* 2008.

174. Lund S HM. Wired mothers: Use of mobile phones to improve maternal and neonatal health in Zanzibar. http://www.oresund.org/logistics/content/download/745 34/429853/file/Ida%20Marie%20Boas_Wired%20Mothers .pdf. Accessed March 8, 2013.

175. Lund S, Hemed M, Nielsen BB, et al. Mobile phones as a health communication tool to improve skilled attendance at delivery in Zanzibar: a cluster-randomised controlled trial. *BJOG : an international journal of obstetrics and gynaecology.* Sep 2012;119(10):1256-1264.

176. Centers for Disease Control and Prevention. Global Health: Measles, Rubella, CRS. 2012; http://www.cdc.gov/globalhealth/measles/. Accessed March 9, 2013.

177. World Health Organization. State of the world's vaccines and immunization. Third edition. 2009. 2009; http://www.who.int/immunization/sowvi/en/. Accessed March 9, 2013.

178. Wakadha H, Chandir S, Were EV, et al. The feasibility of using mobile-phone based SMS reminders and conditional cash transfers to improve timely immunization in rural Kenya. *Vaccine.* Jan 30 2013;31(6):987-993.

179. Immunization Rates Rising Using mPhones. *Federal Telecommunizations News.* May 23, 2012. http://telemedicinenews.blogspot.com/2012/05/immuniza tion-rates-rising-using-mphones.html. Accessed June 18, 2013.

180. Positive Innovation for the Next Generation. Disease Surveillance and Mapping. http://www.pingsite.org/tech-projects/disease-surveillance-project/. Accessed March 3, 2013.

181. Drell L. How Mobile Phones Are Saving Lives in the Developing World. *Mashable.* June 8, 2011. http://mashable.com/2011/06/08/sms-medical-startups/. Accessed March 9, 2013.

182.   mHIMSS. Health eVillages launches new mHealth initiative in Africa. October 18, 2012; http://www.mhimss.org/news/health-evillages-launches-new-mhealth-initiative-africa. Accessed March 5, 2013.

183.   AMREF. AMREF unveils mLearning Project. http://www.amref.org/news/amref-unveils-mlearning-project/?keywords=mhealth. Accessed March 7, 2013.

184.   Parham GP, Mwanahamuntu MH, Pfaendler KS, et al. eC3--a modern telecommunications matrix for cervical cancer prevention in Zambia. *Journal of lower genital tract disease.* Jul 2010;14(3):167-173.

185.   UNAIDS. Regional fact sheet 2012. 2012; http://www.unaids.org/en/media/unaids/contentassets/documents/epidemiology/2012/gr2012/2012_FS_regional_ssa_en.pdf. Accessed March 2, 1013.

186.   World Health Organization. *Towards universal access: scaling up priority HIV/AIDS interventions in the health sector: Progress report 2010.* 2010.

187.   Benjamin P. mHealth: Hope or Hype? Experiences from Cell-Life. In: Donner J, Mechael P, eds. *MHealth in Practice: Mobile Technology for Health Promotion in the Developing World.* London: Bloomsbury Academic; 2013.

188.   World Health Organization. Strategic Use Of HIV Medicines Could Help End Transmission Of Virus [press release]. http://www.who.int/mediacentre/news/releases/2012/hiv_medication_20120718/en/index.html. Accessed March 1, 2013.

189.   Ivers LC, Kendrick D, Doucette K. Efficacy of antiretroviral therapy programs in resource-poor settings: a meta-analysis of the published literature. *Clinical infectious diseases : an official publication of the Infectious Diseases Society of America.* Jul 15 2005;41(2):217-224.

190.   Pop-Eleches C, Thirumurthy H, Habyarimana JP, et al. Mobile phone technologies improve adherence to antiretroviral treatment in a resource-limited setting: a randomized

controlled trial of text message reminders. *Aids.* Mar 27 2011;25(6):825-834.

191. Tynan M, Babb S, MacNeil A, Griffin M. State smoke-free laws for worksites, restaurants, and bars--United States, 2000-2010. *MMWR. Morbidity and mortality weekly report.* Apr 22 2011;60(15):472-475.

192. Haberer JE, Kahane J, Kigozi I, et al. Real-time adherence monitoring for HIV antiretroviral therapy. *AIDS and Behavior.* Dec 2010;14(6):1340-1346.

193. Angell SY, Cobb LK, Curtis CJ, Konty KJ, Silver LD. Change in trans fatty acid content of fast-food purchases associated with New York City's restaurant regulation: a pre-post study. *Ann Intern Med.* Jul 17 2012;157(2):81-86.

194. Siedner MJ, Lankowski A, Musinga D, et al. Optimizing Network Connectivity for Mobile Health Technologies in sub-Saharan Africa. *PloS one.* 2012;7(9):e45643.

195. Hsiao CJ, Jha AK, King J, Patel V, Furukawa MF, Mostashari F. Office-Based Physicians Are Responding To Incentives And Assistance By Adopting And Using Electronic Health Records. *Health Aff (Millwood).* Jul 9 2013.

196. Reflexive Practice. Reflexive Practice Web Blog. *Reflexive Practice Web Blog.* 2013.

197. GSMA mWomen Programme. *Case Study: Vodafone Qatar's Al Johara: Empowerment through Entrepreneurship.*

198. Verbatim Proceedings. Department of Public Health. Connecticut Health Information Technology and Exchange. *Connecticut Department of Public Health,.* East Hartford, CT: Connecticut Department of Public Health; January 7, 2013.

199. Scott JC. *Domination and the Arts of Resistance : Hidden Transcripts.* First ed. New Haven, CT: Yale University Press; 1992.

200. *mHealth Drivers & Barriers – 2012 Survey: Healthcare Overview.* Medullan;2012.

201. Ask JA. *Building a Pervasive Corporate Mobile Competency.* Forrester;January 25, 2013.

202. The Commonwealth Fund. *Case Studies in Telehealth Adoption.* January 2013.

203. Sharpe R. Many health apps are based on flimsy science at best, and they often do not work. *Washington Post.* November 12, 2012.

204. Ferrero NA, Morrell DS, Burkhart CN. Skin scan: a demonstration of the need for FDA regulation of medical apps on iPhone. *Journal of the American Academy of Dermatology.* Mar 2013;68(3):515-516.

205. Stone SP, Fuller C, Savage J, et al. Evaluation of the national Cleanyourhands campaign to reduce Staphylococcus aureus bacteraemia and Clostridium difficile infection in hospitals in England and Wales by improved hand hygiene: four year, prospective, ecological, interrupted time series study. *BMJ (Clinical research ed.).* 2012;344:e3005.

206. Hueussner KM. Mobile health in 2013: From the gym to the doctor's office. *Washington Post.* December 26, 2012.

207. Federal Communications Commission. April 3, 2012; http://transition.fcc.gov/Daily_Releases/Daily_Business/2012/db0719/DOC-315316A2.txt. Accessed April 24, 2013.

208. Young S. Are Your Doctor's Hands Clean? This Wristband Knows. *MIT Technology Review*March 25, 2013.